Yoga energético

BLANCA HERP

© 2018, Blanca Herp
© 2018, Redbook Ediciones, s. l., Barcelona

Diseño de cubierta: Regina Richling
Diseño de interior: Primo Tempo

ISBN: 978-84-9917-528-7
Depósito legal: B-12.599-2018

Impreso por Sagrafic, Pasaje Carsi, 6 08025 Barcelona
Impreso en España - Printed in Spain

Índice

Vivir el yoga

¿Qué es el Hatha Yoga?
Los orígenes, 9. Un camino con 8 escalones, 9. Ciencia y arte de vivir, 10. Las posturas o asanas, 11. Una disciplina y una filosofía de vida, 12. Los ocho escalones, 12. Asana o práctica corporal, 12. Pranayama, o la disciplina de la respiración, 12. Pratyahara, o el control de los sentidos, 13. Dharana o concentración, 13. Dhyana o meditación, 13. Samadhi o el estado de estabilidad, 13. Pranayama, la dinámica de la respiración, 13. Beneficios de la respiración, 14. El despertar de la espiritualidad, 15.

Yoga y vitalidad
Ojas, la energía vital, 17. Energía vital y autocuración, 18. Los cuatro bandha principales, 18. Los chakras, 19. Ayurveda, ciencia de la longevidad, 20.

Ayurveda y el peso corporal
Elegir alimentos frescos y de temporada, 23. Ajustar la dieta a tu constitución, 24. Alimentos para todo el año, 25. Comer más al mediodía, 26. Reducir el estrés, 26. Test: ¿Cuál es tu tipo?, 27. Consejos para los tres doshas, 28. El tipo Vatta, 28. El tipo Pitta, 28. El tipo Kapha, 29. Autocuración y doshas, 30. Las principales fuentes de vitalidad ayurvédica, 30.

Comida y vitalidad
Alimentación ayurvédica, 31. El equilibrio ácido-base, 32. Buenos hábitos, 32. Clasificación de los alimentos, 33.

Vitalidad e higiene
Recargar energías en la naturaleza, 35. Energiza tu espacio vital, 35. El simbolismo de los colores, 36. 10 consejos para dormir bien, 37.

Meditación y relajación
La práctica, 39. La caminata meditativa, 39. Relajación profunda, 39. ¿Inspirar o espirar?, 41.

Por la mañana. Sesión para principiantes
Estiramientos para relajarse (Tadasana), 44. Flexión de la columna vertebral (Ardha Chandrasana), 46. Trabaja tu flexibilidad (Padahastanasana), 48. Llénate de energía (Trikonasana), 50. Concentración (Suryamaskar), 52. Alivia

el estrés (Kapalabhati), 56. Refuérzate (Adho Mukha Svanasana), 58. Estira tu espalda (Marjarasana), 60. Liberación (Ekapada Pavanamuktasana), 62. Trabaja tu construcción muscular (Makara Adho Mukha Svanasana), 64. Calma tu mente (Nadi Shodhana), 66

Por la mañana. Sesión para nivel avanzado
Tonifica tu cuerpo (Prapada Tadasana), 70. Fortalece tu equilibrio (Utkatasana), 72. Revitalizar (Trikonasana), 74. Desarrolla fuerza y energía (Virabhadrasana II y III), 76 y 78. Concentración (Suryanamaskar), 80. Elimina el estrés (Kapalabhati), 84. Relajación y energía (Ekapada Pavanamuktasana y Ekapada Uttanpadasana). Abre tus caderas (Padangustha Mukha Sparshasana y Ardha Setu Bandhasana), 88. Autocontrol (Salabhasana), 92. Estimula tu energía (Dhanurasana), 94. Libera las tensiones (Matsyendrasana), 96.

Por la tarde. Sesión para principiantes
Relájate con estiramientos, 100. Interiorización (respiración Brhamari), 102. Asentamiento y equilibrio (Vrikshasana), 104. Fortalecerte (Dwi Hasta Uttana Dandsana), 106. Reequilibrio (Sarvangasana), 108. Revitalizarte (Halasana), 110. Rejuvenecer (Makarasana), 112. Libérate del estrés (Arda Paschimottanasana), 114.

Por la tarde. Sesión para nivel avanzado
Calma tu mente (respiración Ujjayi), 118. Relaja la parte superior del cuerpo (Paschimottanasana), 120. Deshazte de la fatiga (Adho Mukha Svanasana), 122. Trabaja tu equilibrio (Shivasana), 124. Estimula tu cuerpo (Matsyasana), 126. Libera todas las tensiones (Makarasana), 128. Despierta la energía vital (Bhujangasana), 130. Relájate y refuérzate (Virasana), 132. Activa la circulación sanguínea (Parighasana), 134.

Rejuvenecer cabeza abajo
Yoga y gravitoterapia, 137. Desde la rigidez muscular a las varices, 137. ¿Contraindicaciones?, 138. Lo mejor en cada caso, 139. Aeroyoga, 143.

Yoga para conductores
La respiración, 145. Prevención de las enfermedades de la espalda, 146. Ejercicios de respiración, 149. Respiración alterna, 150. El fuelle, 151.

Yoga para el drenaje bronquial
Prasarita padottanasana, 154

Vivir el yoga

La ciencia del Yoga y la del Ayurveda ofrecen un arte de vivir en armonía con la naturaleza, unido a un desarrollo personal que nos abre caminos de excelencia para el bienestar y plenitud, así como de aceptación y respeto hacia los demás y el entorno. Los indios, admirables precursores en el campo de psicología y medicina, nos han transmitido los misteriosos arcanos del autoconocimiento, junto a las herramientas esenciales para reequilibrar de nuestra individualidad.

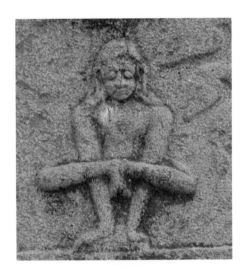

Solemos vivir hipnotizados por brillantes espejos del mundo exterior que reclaman toda nuestra atención y con ello no nos queda tiempo para dedicarlo a nuestra vida interior.

El retorno a uno mismo es esencial, abre un espacio personal de autoconocimiento y en conjunto nos permite estar mejor preparados para los requerimientos del mundo externo. Además, conocer nuestra verdadera naturaleza permite liberarnos de los propios miedos.

La práctica del yoga favorece este retorno. El yoga nos reenfoca y nos ayuda a disfrutar de cada instante.

Las sesiones de yoga son un verdadero privilegio, un viaje de descubrimiento personal. Descubrirnos tal como somos y que formamos parte del Universo, polvo de estrellas con un aliento vital. Disfruta cada sensación y deja que el tiempo y las cosas pasen sin juzgarlas, sin pensamientos de propia estimación. Simplemente la sencillez de "ser", una simplicidad que a veces puede parecer tan difícil.

Vamos a conocer, paso a paso, las herramientas para la práctica del Yoga –hatha yoga clásico presentado en sesiones y asanas energéticas– que ayudan a desarrollar y mantener tu vitalidad y salud.

Sobre la transliteración de los términos en sanscrito, hemos optado por no añadir signos diacríticos. En general procuramos seguir los criterios ortográficos que se indican en el "Diccionario del yoga" de Laia Villegas y Oscar Pujol (Herder).

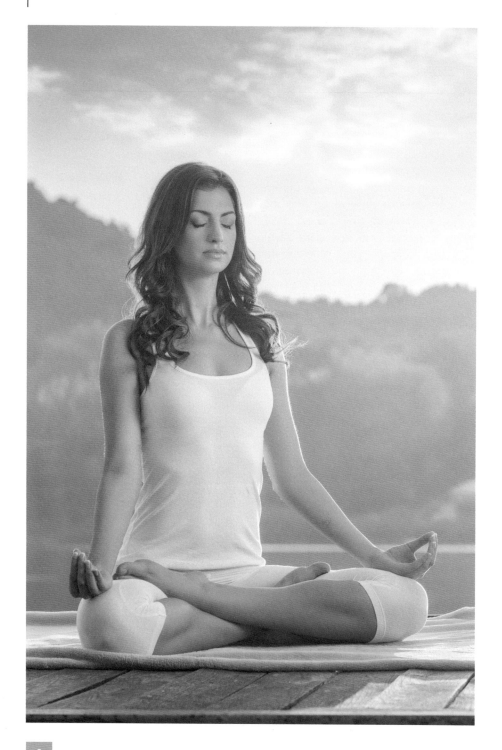

¿Qué es el Hatha yoga?

El yoga es a la vez una disciplina física, mental y espiritual y un método de autorrealización. Los caminos para su práctica son muchos, y todavía hoy aparecen nuevas modalidades; en realidad son pequeñas variantes de los siete yogas esenciales cuya práctica conduce hacia el despertar de la consciencia: **Hatha yoga** (ejercicio físico), **Raja yoga** (control de la mente), **Karma yoga** (acción desinteresada), **Gnana yoga** (el discernimiento), **Bhakti yoga** (la devoción), **Mantra yoga** (el sonido) y **Kundalini yoga** (la energía).

Los orígenes

La palabra yoga proviene de la raíz sánscrita *yuj*, que significa "unión". Podemos interpretarlo como "conectar cuerpo y mente", o bien como la "unión de la conciencia individual con lo divino". Sus orígenes están en los Upanishad, textos indios recogidos en más de 200 libros sagrados de la literatura védica, que son los textos filosóficos más antiguos de la India.

Según la tradición, todos los linajes del yoga encuentran su origen en los escritos de Patanjali (entre 200 aC y 200 dC), reunidos en forma de pequeñas oraciones inspiradoras conocidas como *Yoga sutras*. El yoga de Patanjali es una de las seis *darsanas* (doctrinas) del hinduismo.

El primer texto del hatha yoga que hoy conocemos es el *Hatha Yoga Pradipika*, escrito por Swaml Svatmarama en el siglo XV. En él se describen las posturas y ejercicios de respiración que son la base de la actual práctica moderna del yoga.

Teniendo en cuenta que la práctica del "Tantra yoga" requiere un libro aparte, recordaremos que, de las diferentes formas de yoga que conocemos en Occidente, la más popular es, con diferencia, el hatha yoga, es decir, la unión de las energías solar (Ha) y lunar (Tha) en el cuerpo humano. "Hatha yoga" significa la unión del Sol y la Luna y, como decimos, es un camino para acercarnos a la unidad.

Un camino con 8 escalones

El Raja yoga milenario descrito por Patanjali es un camino de 8 escalones que se deben ir practicando por orden, y que son: 1. Yama, 2. Niyama, 3. Asana, 4. Pranayama, 5. Pratyahara, 6. Dharana, 7. Dyana, 8. Samadhi. Como son 8 pasos, y en sánscrito ocho se llama "ashta", la práctica del Raja Yoga también se acostumbraba decir Ashtanga yoga.

Hoy nos encontramos con tendencias bautizadas por los seguidores de diferentes escuelas o tendencias en yoga, como el hatha yoga del maestro Iyengar, o el yoga *ashtanga* del maestro Patthabi Jois. En esencia la práctica es la misma, y tanto Iyengar como Patthabi Jobs fueron discípulos del mismo maestro, Tiumalai Krishnamacharia.

En las dos últimas décadas se observa cierta fiebre por inventar posturas o asanas de yoga… incluido su correspondiente nombre en sánscrito. En este libro recogemos las asanas clásicas y básicas del yoga, presentadas de forma activa en las habituales sesiones de 15-20 minutos. Las hay para debutantes y también para practicantes más avanzados.

El yoga es una ciencia viva que se recomienda tanto en medicina ayurvédica tradicional como en las actuales medicinas: natural, alopática, integrativa… y en el campo de las terapias psicosomáticas relacionadas con la psicología humanista.

Ciencia y arte de vivir

Aunque pudiera parecerlo, el yoga está muy lejos de ser un deporte o una serie de proezas contorsionistas. Combinado con ejercicios de estiramiento ("stretching") es un rejuvenecedor incomparable, pero el hatha yoga es una disciplina que se centra en las técnicas de respiración y relajación. Al trabajar en la flexibilidad del cuerpo y la mente, ayuda a superar sus límites. Al aliviar las tensiones mentales y físicas, las posturas liberan enormes cantidades de energía.

Estas posturas no sólo actúan en la estructura corporal, sino también en los órganos internos, glándulas, nervios y tejidos. En cada uno ejerce un efecto fisiológico particular y actúa sobre las glándulas exocrinas y endocrinas. Las asanas del yoga hacen que cada parte del cuerpo funcione mucho mejor, más flexible y vital.

La práctica del hatha yoga fortalece el cuerpo, tonifica los músculos y estimula la circulación sanguínea. Las posturas de extensión y estiramiento, seguidas por los momentos de relajación, permiten controlar las tensiones, no solo en el plano físico, sino también en el plano mental y espiritual.

El yoga alivia la ansiedad, promueve un mejor equilibrio y armonía, aumenta la energía vital, desarrolla la autoconfianza y nos trae un bienestar duradero. Favorece que florezcan el cuerpo y la mente y nos lleva al autoconocimiento a través del dominio del pensamiento.

Practicar el yoga es a la vez una ciencia y una forma de vida. Es un trabajo del cuerpo y una disciplina de la respiración. El yoga nos permite dominar las dificultades físicas y emocionales a través de la práctica de posturas y el control de la respiración (el conjunto de técnicas conocidas como *pranayama*). Se puede practicar yoga a cualquier edad y condición física, tanto para mantenerse en forma o recuperar la salud, como también para desarrollar la atención y adquirir sabiduría.

La práctica del yoga permite a cada persona desarrollar todo su potencial. La clave del éxito radica en el ritmo y la regularidad de la práctica. Nada te impide hacerte bien, así que vale la pena que des el primer paso. Es el momento de recordarte la popularísima frase de Sivananda, uno de los grandes maestros de yoga del pasado siglo: "Vale más un gramo de práctica que toneladas de teoría".

Las posturas o asanas

Se dice que hay 84,000 asanas (posturas) de yoga diferentes para practicar de pie, o tumbados boca arriba, boca abajo, arrodillados o sentados.

La práctica de las posturas supone toda una serie de estiramientos, contracciones, relajaciones, equilibrios que han de llevarse a cabo con concentración. El control de la respiración y la relajación durante el ejercicio proporcionan una paz profunda mientras se tonifica el cuerpo y se mejoran las diversas funciones vitales y mentales.

"Posicionarse" en una postura requiere presencia, atención y tiempo. Se trata de escucharte a ti mismo, "volviendo" tus sentidos hacia adentro. Es la duración / retención de la postura lo que permite la toma de conciencia, y se hace por etapas.

Una disciplina y una filosofía de vida

El simbolismo es la fuente misma de las posturas de yoga. La tradición india establece que esta disciplina se divide en ocho puntos que componen el yoga en su totalidad. No es una creencia religiosa ni un dogma, sino reglas, prácticas, disciplina y una filosofía de vida. El yoga era inicialmente una tradición mística, y gracias al sabio Patanjali se convirtió en un sistema filosófico. En su sutra de yoga, los ocho pasos que hemos descrito antes (ashta significa "ocho" y anga, "paso, apoyo"). Siguiendo estos ocho pasos, el ser humano logra la salud del cuerpo y el dominio de la mente. Se vuelve sabio y siente y desarrolla la compasión.

Los ocho escalones

1 Asana o práctica corporal

Hay 84 posturas básicas clásicas, sentado, acostado, de pie, así como posturas invertidas. Se dice que existen 84,000 variantes.

2 Pranayama, o la disciplina de la respiración

Los ejercicios de respiración ayudan a controlar la energía vital.

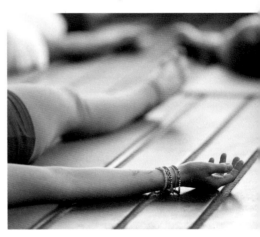

Para uno mismo y los demás

3 Yama o las reglas morales hacia los demás
- Ahimsa: no violencia hacia uno mismo y los demás
- Satya: la verdad
- Asteya: honestidad
- Brahmacharya: autocontrol
- Aparigraha: no posesión

4 Niyama o las reglas de la vida en relación con uno mismo
- Saucha: limpieza mental y corporal
- Samtosa: satisfacción
- Tapas: el ardor
- Svadhyaya: autoconocimiento a través del estudio de textos
- Ishvara pranidhana: devoción

5 Pratyahara o el control
de los sentidos
Una observación tranquila y profunda te hace consciente de las agitaciones de la mente y gradualmente las calma.

6 Dharana o concentración
Cuando la mente se apacigua, el pensamiento puede enfocarse en una imagen o parte del cuerpo para lograr una mente estabilizada y unificada.

7 Dhyana o meditación
Observar los pensamientos, las emociones y las sensaciones físicas de uno para lograr detener las perturbaciones de la mente de modo que el cuerpo, la respiración y la mente se vuelvan uno.

8 Samadhi o el estado de estabilidad
La mente se estabiliza, toda dualidad ha desaparecido.

Pranayama, la dinámica de la respiración

La ciencia del yoga es en sí misma la ciencia de la energía vital, y *pranayama* es el método más directo que se ha encontrado para reajustar las corrientes de energía en el cuerpo humano. Pranayama es, por lo tanto, la disciplina de la respiración.

La palabra proviene de prana ("aliento") y ayam ("acuéstate, espera, detente"). Su objetivo es alargar la duración de la respiración para aumentar la vitalidad a través de una oxigenación más profunda. En el hatha yoga, cada pranayama corresponde a una forma específica de inhalar y exhalar con pausas más o menos largas, pulmones llenos o pulmones vacíos. La suspensión de la respiración, –*kumbaka*–, es de gran importancia.

En la práctica de yoga, respiramos por la nariz pero también con el estómago. Este es el foco de nuestras emociones, el asiento de nuestras ansiedades, temores y ansiedades. Observar la propia respiración, centrarse en la respiración, es calmar el ritmo cardíaco.

El control de la respiración no se puede obtener sin el control del cuerpo con las asanas o posturas. La práctica de pranayama en las posturas de yoga permite el aprendizaje de las fases de la respiración.

De todas formas, el propósito principal del pranayama no es el control de la respiración, sino el de la actividad psíquica. Cuando equilibramos la respiración, equilibramos la mente.

Los ejercicios de pranayama se componen de cuatro fases
1 Inspiración.
2 Inspiración y retención de la respiración, pulmones llenos
3 Espiración.
4 Espiración y retención de la respiración, pulmones vacíos

Todo el mundo sabe que una respiración adecuada afecta al estado de la salud. La vida misma depende del acto respiratorio. La respiración es el primer y último signo externo de la vida del cuerpo. Tanto en movimiento como en inmovilidad, el objetivo es lograr controlar la mente con la ayuda de una respiración controlada. El control de la respiración permite alcanzar un estado de equilibrio que despierta la energía latente del cuerpo y nos reparte una fuerza constructiva y creativa. Pranayama es el control de la fuerza de la vida a través de la concentración y la respiración. Cuando el cuerpo está relajado, la mente se apacigua.

La paz física y la paz mental están íntimamente relacionadas. El dominio del arte de vivir una unión de cuerpo y mente de forma relajada es la clave de la buena salud, la

Beneficios de la respiración

- Proporciona una mejor resistencia al estrés e infunde energía.
- Desarrolla una mayor capacidad pulmonar y mejora la oxigenación celular.
- Establece una conexión con tu yo interior.
- Fortalece las relaciones y las habilidades de empatía.

Regeneración corporal
- Fija la energía contenida en el aire.
- Ayuda a eliminar toxinas al purificar la sangre.
- Asegura una mejor asimilación de los alimentos.
- Involucra el rejuvenecimiento de los tejidos.
- Favorece la relajación corporal y desarrolla la sensualidad.

Equilibrio emocional
- Calma el sistema nervioso; calma la mente.
- Armoniza y equilibra las energías psíquicas.
- Desarrolla una mejor sincronía cuerpo/emociones/pensamientos.
- Favorece la resolución de problemas de forma positiva.
- Equilibra los hemisferios cerebrales.
- Genera una sensación de paz interior y autoconfianza.

Los efectos sobre el cerebro
La mejor irrigación aumenta el flujo sanguíneo cerebral y favorece los procesos mentales. La respiración se convierte en voluntaria e interferirá sobre las conexiones nerviosas y aumenta la concentración y el nivel de vigilancia.

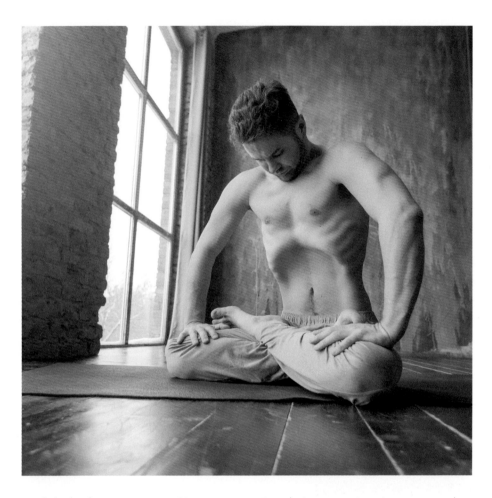

vitalidad y la paz interior. Y en este camino, las técnicas de respiración del pranayama nos conducen a la meditación y a un bienestar profundo. Este es el cuarto paso propuesto por el yoga en el camino de la liberación.

El despertar de la espiritualidad
Los beneficios del yoga no se limitan al cuerpo físico, mental o emo-

cional. La experiencia que tendremos con la práctica nos llevará a un mejor conocimiento de nosotros mismos y favorecerá cambios en nuestro mundo interior. El enfoque simbólico de las posturas, la meditación y la observación de los efectos psicosomáticos de nuestras emociones nos llevan a una rica vida interior. Un despertar espiritual que late en cada persona.

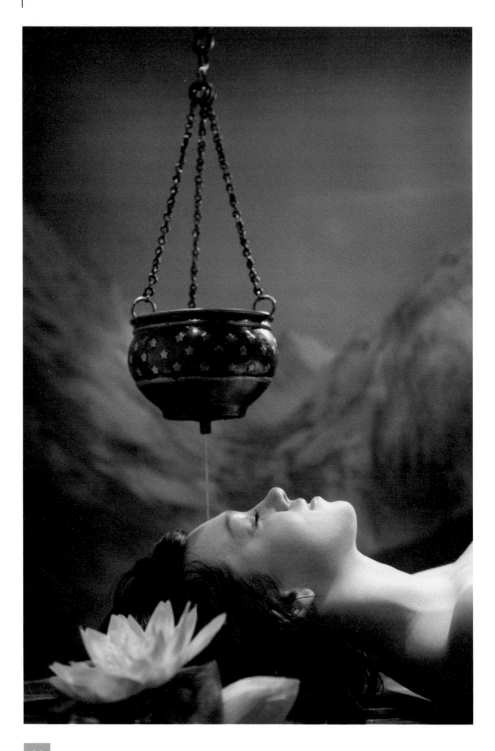

Yoga y vitalidad

Al principio, los cambios tan saludables que nos regala el yoga pueden parecer un tanto pesados y que requieren un gran esfuerzo. En realidad, si lo practicamos y pasa a formar parte de nuestro estilo de vida, la misma rutina lo hace cada vez más fácil, hasta el punto de que, si se deja de practicar, lo notaremos enseguida. Sólo se necesita un poco de fuerza de voluntad al principio, enseguida notarás los primeros beneficios, entre ellos una mayor energía vital que te acompañará durante todo el día.

Esta energía vital ayuda a gozar de un sueño reparador, mejora tanto el sistema digestivo como la resistencia física, aumenta la atención y la concentración, estimula la creatividad y aporta una sensación de calma, serenidad, bienestar y alegría.

Ojas, la energía vital

Según el ayurveda, vivir una vida saludable es ante todo, respetar la propia naturaleza, pero también experimentar el ritmo de la naturaleza, y sobre todo tomar las riendas de tu salud. *Ojas*, el vigor y energía vital en sánscrito, es el almacén de energía esencial del cuerpo. Cuando se habla de ojas, los yoguis se refieren a la fuerza física y mental intrínseca de una persona, su poder y vitalidad.

En el ayurveda se considera ojas como la energía de nuestra vida, por eso lo sitúan en el chakra del corazón, desde donde circula y se extiende por todo el organismo. Cuando ojas es suficiente en calidad y cantidad, la persona brilla con salud. Por el contrario, cuando es deficiente, los primeros desequilibrios se asientan y puede darse la enfermedad.

Según el Ayurveda, nuestro cuerpo se compone de siete tejidos: linfáticos (*rasa*), la sangre (*rakta*), tejido muscular (*mamsa*), tejido adiposo (*medha*), hueso (*ashti*), médula ósea (*majja*) y tejidos reproductivos (*shukra*). Ojas es tanto el resultado como la esencia sutil de todos estos tejidos. Resultado máximo de la nutrición y la digestión, es la reserva de energía y uno de los conceptos más estructurantes en la medicina ayurvédica. Es extremadamente importante en el funcionamiento de los tejidos y tiene un efecto directo sobre el bienestar físico, mental y emocional. De hecho, confiere inmunidad, fuerza, resistencia y longevidad. Y se aproxima también a lo que la medicina moderna llama el sistema inmunitario.

Energía vital y autocuración

Dado que la energía vital es el resultado de la actividad celular de todos los tejidos, es fácil entender que depende directamente de nuestra capacidad digestiva, ya sea fisiológica o emocional. Por eso la calidad de nuestros alimentos y pensamientos afecta directamente nuestra vitalidad y nuestro estado de Ser.

Cuando disfrutamos de una fuerte energía vital, experimentamos estados de conciencia más elevados, pensamientos puros, bienestar, amor, mejor inmunidad, inteligencia aguda, creatividad, así como también de buena memoria y sentimientos, una profunda alegría interior y optimismo.

Por el contrario, los yoguis afirman que la ira, el hambre, la preocupación, la tristeza, la actividad excesiva, la contaminación, el estrés, el uso de drogas, estimulantes o los alimentos no naturales son factores que reducen la energía.

Por lo tanto, de la buena circulación de nuestra energía vital dependerá nuestra inmunidad, y por tanto nuestra capacidad de autocuración. Como responsables de nuestra salud conviene que aprendamos a tratarnos para estar en forma. Por eso es esencial estar atento a uno mismo y al propio cuerpo.

Los cuatro bandha principales

Este es el nombre que reciben los "bloqueos" que contraen ciertos músculos del cuerpo al producir un tipo de masaje durante la respiración. Producen efectos sutiles en los chakras, los centros de energía.

Uddiyana bandha: la espiración, mantener el mayor tiempo posible la retención de la respiración, y la relajación (actúa sobre las vísceras, el hígado, el páncreas, los riñones y activa la circulación sanguínea).

Mula bandha: durante cada retención de la respiración, empuja con fuerza hacia arriba el músculo pubocoxígeo que conecta el pubis y el coxis. Su función es bloquear el prana y elevarlo hacia a la columna vertebral.

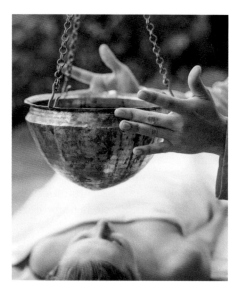

Toma tu tiempo para hacer las pausas

Una de las principales causas de la falta de vitalidad es el exceso de trabajo y los continuos estímulos del cuerpo y la mente. Tómate un tiempo para hacer descansos breves, pero regulares. Siempre que sea posible, haz algunos pasos para ventilarse y cambiar el aire.

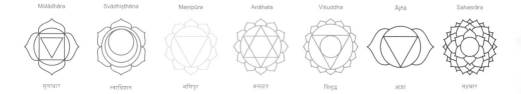

Jalandhara bandha: Durante la retención de la respiración profunda, cierra la tráquea bloqueando los músculos del cuello y empujando el mentón al esternón, la espalda perfectamente recta, el pecho lleno de aire se eleva (produce una reacción en la parte superior de la columna vertebral).

Jiva bandha: girar la lengua contra el paladar (aumenta el estado de alerta).

Los bandha se usan durante las retenciones respiratorias –pulmones llenos o pulmones vacíos– e implican músculos específicos.

Todas las posturas de yoga se pueden realizar con uno o más de sus bandha.

Los chakras

Los chakras son parte de nuestro sistema de energía, que también incluye nadis y meridianos. Su equilibrio depende de la armonía de nuestro sistema de energía y el flujo para el suministro de energía a diferentes partes de nuestro cuerpo.

La palabra chakra, que significa "rueda" en sánscrito, se refiere a los centros de energía destinados a alimentar nuestro circuito de energía sutil; tradicionalmente se representan –y pueden percibirse– como remolinos o vórtices de energía.

Los chakra sirven de puente entre el exterior y los diferentes cuerpos (físicos y sutiles) del ser humano, ambos son sensores de energía y transmisores.

Los siete chakras

- **Muladhara:** el chakra raíz
- **Svadhisthana:** el chakra sagrado, ubicado en el coxis
- **Manipûra:** el chakra del plexo solar
- **Anahata:** el chakra del corazón
- **Vishudda:** el chakra de la garganta
- **Ajna:** el chakra del tercer ojo, situado en la frente, entre las cejas
- **Sahasrara:** el chakra coronal, ubicado hacia la parte superior de la cabeza

Ayurveda, ciencia de la longevidad

Ayurveda proviene del sánscrito *ayus* ("vida") y *veda* ("conocimiento"). Se trata de la medicina tradicional de la India, y junto con la medicina tradicional china, es considerada como la "madre de las ciencias médicas". Se transcribió en varios tratados, agrupados en colecciones o *Samhita*, la más famosa de las cuales es *Charaka Samhita*, considerada como el texto fundador de esta disciplina.

La comida y el estilo de vida se consideran la base de la medicina ayurvédica. La práctica del yoga y la meditación, así como el uso de tratamientos vegetales o minerales complementan estas medidas de "ecología interna".

La práctica médica de Ayurveda se basa en un enfoque holístico del ser humano, en considerarlo como un todo. Cualquier diagnóstico implica valorar las dimensiones físicas, psicológicas, sociales y espirituales de cada persona.

Principios del ayurveda

De acuerdo con el ayurveda, el ser humano es el microcosmos del macrocosmos. Como hemos dicho, según el pensamiento tradicional hin-

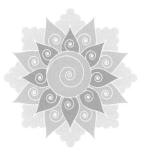

vata

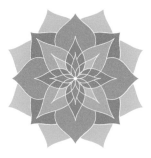

pitta

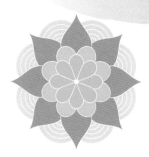

kapha

dú, los elementos que componen el Universo son cinco: Tierra, Agua, Fuego, Aire y Éter. Lo mismo aplica para el cuerpo humano: los huesos, los tejidos y los músculos forman el elemento Tierra; fluidos corporales como la sangre, linfa, el elemento Agua. El fuego digestivo y la temperatura corporal, el elemento Fuego; respirando, el elemento Aire; y las cavidades, el elemento Éter.

Estos elementos interactuarán y formarán energías, humores o estados de ánimo, llamados *doshas*: Vatta, compuesto por Aire y Éter; Pitta, compuesto de Fuego y Agua; Kapha, compuesto de Agua y Tierra.

La vida resulta del correcto funcionamiento de estas energías: cualquier desequilibrio, en exceso o en insuficiencia, entre estos elementos fisiológicos es probable que cause la enfermedad.

Al igual que la medicina tibetana, el Ayurveda se basa en los principios filosóficos e identifica dos causas de la enfermedad: la ignorancia espiritual, que se manifiesta por la ilusión del ser humano al considerarse una persona distinta de su entorno y la interrupción de las tres energías corporales, Vatta, Pitta y Kapha, que gobiernan todas las funciones vitales del cuerpo. Veámoslo un poco más.

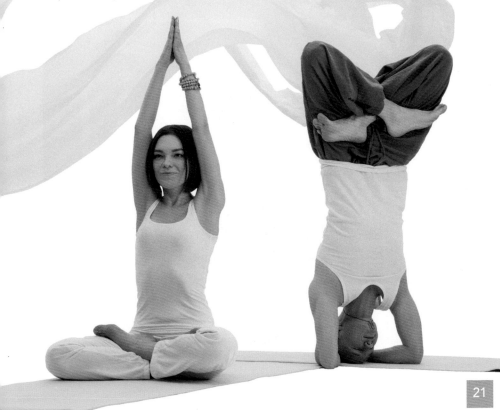

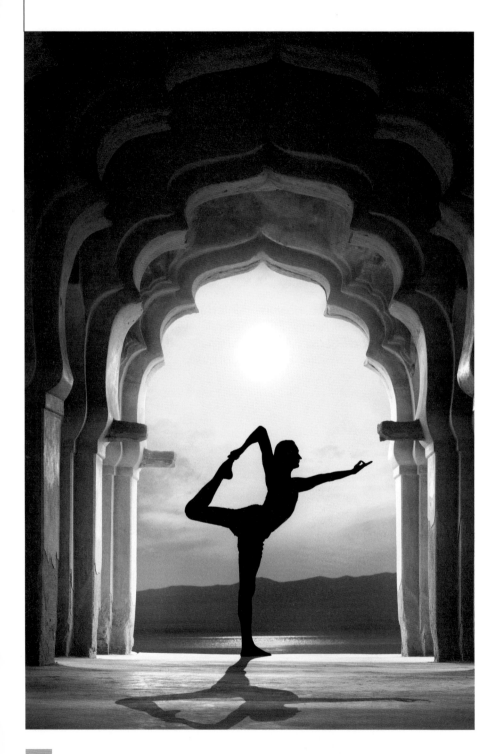

Ayurveda y el peso corporal

La concepción dietética de la medicina tradicional india nos ofrece cuatro reglas de oro para mantener un buen peso. Es una dieta ajustada según la constitución física y emocional de cada persona, lo que contribuye también al bienestar general de cada uno.

El Ayurveda ayuda también a recuperar el equilibrio mediante dieta, masajes, hábitos de vida...

El deseo de alimentos poco saludables, como las barritas de chocolate o las patatas fritas chips, no sale de la nada. Según el Ayurveda, es una señal de que el cuerpo está desequilibrado. Todos nacemos con equilibrio, pero los malos hábitos o el estrés pueden alterar este equilibrio y provocar un aumento de peso.

El cuerpo nota el desequilibrio como una emergencia y reacciona acudiendo a los carbohidratos para obtener energía y almacenando la grasa. Cuando se queman los carbohidratos para obtener energía, se está especialmente expuesto al apetito por la «comida basura», pues el cuerpo demanda más carbohidratos, sobre todo simples.

La mejor manera para vencer estos impulsos es entrenar al cuerpo para quemar grasa en vez de carbohidratos. Para que eso suceda y devolver al cuerpo su equilibrio, es conveniente seguir cuatro reglas de oro.

ELEGIR ALIMENTOS FRESCOS Y DE TEMPORADA

Los alimentos de temporada ayudan al organismo a conectar con la naturaleza. Al sintonizar con los ciclos naturales, reducimos las posibilidades de que el cuerpo entre en estado de emergencia y queme carbohidratos en vez del combustible que usamos en situaciones de no emergencia: las grasas. Si buscas algo dulce, prueba una jugosa pera madura en vez de un bombón.

Comer según la temporada significa menús distintos en cada estación, y reduce la importancia de las cantidades. Conocer los ciclos naturales y agrícolas ayuda a elegir con facilidad, y para saber cuándo conviene comer otros alimentos más atemporales podemos seguir algunos conceptos básicos del Ayurveda, que clasifica los alimentos según afectan al cuerpo. Una de sus clasificaciones es según si lo enfrían o calientan.

Alimentos como el arroz, naturalmente equilibrados, están en un punto intermedio entre el frío y el calor, así que pueden comerse en cualquier estación. Encontrarás una lista más detallada en «Alimentos para todo el año».

• En «verano» –de julio a octubre– priman los alimentos refrescantes como las frutas y verduras. Del 60 al 70% de la comida deberían ser carbohidratos, y el resto dividirse entre grasas y proteínas.

• En noviembre empieza la dieta invernal, que incide en alimentos más calientes y pesados, como las saludables grasas de los frutos secos. Este tipo de alimentos pueden hacer que ganes algún kilo, pero lo perderás rápidamente después con la dieta de primavera. Si no tomas estos alimentos más pesados en invierno sentirás más deseos de comida inapropiada el resto del año, lo cual hace ganar peso. La dieta de invierno debería ser el 40% de proteínas, el 30% grasas y el 30% carbohidratos.

• La dieta de primavera, de marzo a junio, es baja en grasas y calorías para desintoxicar al cuerpo de los excesos invernales. Planea comidas basadas en brotes germinados, cereales y verduras amargas. La proporción: 10% de grasas, 60% de carbohidratos y 30% de proteínas.

Las fechas de las estaciones son orientativas; si vives en climas calurosos con inviernos cortos, sigue la dieta invernal sólo 4-6 semanas y pasa a la de primavera.

AJUSTAR LA DIETA A TU CONSTITUCIÓN

Según el Ayurveda, cada uno de nosotros está compuesto por tres «doshas» o constituciones: Éstas están basadas en parte en la forma corporal, pero también tienen en cuenta el temperamento, los ritmos de sueño y las preferencias dietéticas. Estos tipos se conocen como vatta/aire, pitta/fuego y kapha/agua, que también podemos llamar constitución de invierno, verano y primavera. La mayoría poseemos características de los tres tipos, pero generalmente uno predominará. (Para determinar tu dosha, haz el test «¿Cuál es tu tipo?» de la pág. 27).

Vatta/invierno: sientes frío incluso cuando sube la temperatura. Tiendes a tener una complexión delgada y realizas las tareas con rapidez. Eres intelectual y sueles preocuparte en situaciones de estrés.

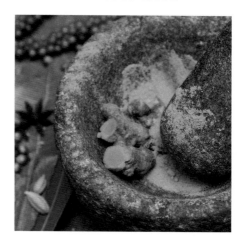

Alimentos para todo el año

Éstos son los alimentos para reducir peso que los terapeutas ayurvédicos aconsejan tomar más según la estación.

Primavera (marzo a junio):
- Verduras amargas desintoxicantes, como la col, las hojas de mostaza, el perejil y las espinacas
- Todas las legumbres, incluidos garbanzos, lentejas, judías mungo...
- Cereales enteros que calientan, como trigo sarraceno y mijo

Verano (julio a octubre):
- Vegetales refrescantes de verano: espárragos, pepinos, lechuga, calabacines...
- Frutas de verano dulces y jugosas: cerezas, uvas, melones.

- Arroz semi integral, o blanco ligero, sobre todo basmati
- Trigo, soja (incluido tofu) y helados

Invierno (noviembre a febrero):
- Cítricos ácidos (pomelos, limones...)
- Raíces otoñales como las zanahorias, remolacha y boniatos
- Cereales enteros, como por ejemplo trigo o arroz integral
- Frutas saciantes como los aguacates, los plátanos y los dátiles
- Alimentos ricos en grasas sanas, como los frutos secos y semillas.
- Alimentos proteicos y que calienten, como tofu o seitán de calidad.
- Frutas desecadas, como los albaricoques y pasas.

Pitta/verano: sueles tener calor, incluso en invierno. Tienes una complexión mediana y realizas las tareas a velocidad moderada. Eres competitivo, pareces tener mucha confianza en ti mismo y hablas bien en público. El estrés te provoca enfado.

Kapha/primavera: tiendes a retener líquidos, eres de complexión grande, sociable, no te complicas la vida y eres menos vulnerable al estrés. Tienes el metabolismo lento, sueles moverte despacio, pero tienes mucha resistencia.

Para lograr los mejores resultados de la dieta estacional, debes afinarla según tu dosha predominante. Si eres de invierno, por ejemplo, presta más atención a esta dieta y concéntrate en no comer alimentos fuera de temporada durante los meses invernales. Alarga la dieta que te corresponde; empiézala un mes antes y termínala un mes después.

COMER MÁS AL MEDIODÍA

En ayurveda se recomienda hacer la comida más copiosa al mediodía, lo que te dará energía para superar las horas con más tendencia a comer compulsiva y desordenadamente (las últimas de la tarde). Si te sientes muy hambriento a la hora de cenar es que no has comido suficiente al mediodía. El cuerpo digiere mejor una comida abundante al mediodía; por la noche debería ocuparse de eliminar toxinas, un proceso que se da sobre la medianoche.

• Puedes empezar el día con un desayuno algo ligero. La cena puede consistir en un bol de sopa o una ensalada. Las cremas de verduras con unas cuantas almendras o frutos secos son excelentes.

• Cuando comas, concéntrate sólo en el acto de comer (como en «*Mindful eating*»), y procura hacerlo tranquilamente.

• Nunca sigas comiendo si estás saciado. Si para sentirte completamente lleno le asignamos un 10, intenta quedarte cerca del 7.

4 REDUCIR EL ESTRÉS

El estrés activa nuestra respuesta de lucha o huida. En este estado de urgencia, el cuerpo no sólo pide carbohidratos para obtener energía, también retiene las grasas, sobre todo en la zona del abdomen, cintura... Hay que aprender a relajarse:

Respirar profundamente. Respirar de manera superficial, sólo con la parte superior del pecho, estimula el estrés. Pero llevar oxígeno a la parte más profunda de los pulmones tiene un efecto relajante.

Siempre que lo necesites, cierra los ojos y toma un par de inspiraciones profundas por la nariz, usando tu diafragma. Si pones la mano sobre tu abdomen, debería moverse hacia afuera al inhalar y hacia adentro al exhalar.

Ejercicio moderado. El ejercicio extremo es otra forma de estrés. Es más recomendable hacerlo moderadamente, a menos del 60% de tu ritmo cardiaco máximo. Puedes saber que estás en un ritmo adecuado si mientras estás haciendo ejercicio eres capaz de respirar profundamente por la nariz.

Si combinas las respiraciones profundas con el ejercicio, tu cuerpo quemará grasas en vez de carbohidratos. Puede llevarte un tiempo acostumbrarte a respirar así mientras corres o caminas, incluso puede marearte un poco. En ese caso, para, respira normalmente, y vuelve a probar.

Medita. Meditar 20 minutos dos veces al día tiene efectos poderosos. A primera hora de la mañana calma y relaja la mente y por la noche ayuda a eliminar el estrés del día.

TEST ¿Cuál es tu tipo?

Conocer tu constitución según el Ayurveda te ayudará a personalizar la dieta. Señala una opción de cada respuesta, luego mira a qué tipología perteneces, y busca en el texto las recomendaciones concretas para ti.

1. Cuando aprendes un hecho o un nombre...

a) Lo olvido minutos después

b) Me cuesta rememorarlo más adelante

c) Lo conservo en mi memoria permanente

2. En la cama, por la noche...

a) Me despierto al mínimo ruido.

b) Duermo bastante bien, pero puedo sobresaltarme por una sirena a todo volumen.

c) Duermo de un tirón hasta la mañana.

3. A la hora de las comidas...

a) Nunca sé si tendré hambre o no.

b) Estoy siempre hambriento.

c) Puede ser que me olvide de comer.

4. En un día frío y húmedo de enero...

a) Puede que lleve guantes y bufanda dentro de la oficina bien climatizada.

b) Mis amigos se maravillan de que ande por la calle con una simple chaquetita.

c) Me siento miserable, especialmente a causa de la humedad.

5. Si hay despidos en tu empresa...

a) Pierdo el sueño pensando en que puedo ser uno de ellos.

b) Tiro dardos a la foto de mi jefe.

c) Sigo mi ritmo con calma, porque sé que la situación está fuera de mis manos.

6. Si un buen amigo te traicionara...

a) Rompería a llorar.

b) Me enfrentaría a él.

c) Lo evitaría.

7. Cuando sales a pasear...

a) Los demás peatones pueden pensar que estoy corriendo.

b) Me muevo a una marcha normal.

c) Soy lento, y me paro a menudo a mirar pequeños detalles.

8. Cuando te preguntan tu opinión sobre un tema...

a) Disparo una respuesta rápidamente.

b) Lo pienso un par de minutos.

c) Medito mis opciones durante horas.

Lo que significan tus respuestas:

Mayoría de A, eres vatta (invierno). Mayoría de B, eres pitta (verano). De C, eres kapha (primavera). La mayoría de las personas se identifican al menos con dos tipos, pero normalmente uno predomina.

CONSEJOS PARA LOS TRES DOSHAS

EL TIPO VATTA

Muy creativo, dinámico, feliz y entusiasta, son pensadores ágiles.

En estado de desequilibrio: distracción, ansiedad e inquietud, pérdida de peso, insomnio, estreñimiento o diarrea, sequedad del cuerpo, sensación de frío.

Dieta recomendada: alimentos calientes y líquidos. Preferencia por las sopas e infusiones calmantes. Evitar los alimentos crudos, fríos y secos como las ensaladas, frutas crudas, frutas secas y bebidas frías.

Plantas medicinales: jengibre, canela, cardamomo.

Yoga recomendado: todas las posturas que anclan y calientan, practicadas lentamente: posturas de la Montaña (*Tadasana*), el Árbol (*Vriksasana*), la Pinza (*Paschimottanasana*) o el Arado (*Halasana*).

Pranayama: Respiration Ujjayi.

Otros consejos: Escucha música suave, practica la meditación, esenciales para calmar la mente en caso de desequilibrio de Vatta. La meditación sentada o dar un paseo por la naturaleza son ideales. Tomar un baño caliente proporciona una relajación profunda. Masajear (o recibir un masaje) todo el cuerpo, regularmente o incluso diariamente, con aceite de sésamo caliente, insistiendo en los pies y la cabeza. Desarrollar un sentido de compasión y afecto por los demás y por uno mismo trae alegría y confianza.

EL TIPO PITTA

Concentrado y centrado en sus objetivos, naturalmente alerta, inteligente y perseverante, valiente y perdurable. Facilidad de comprensión.

En estado de desequilibrio: estallidos de ira, violencia, críticos hacia sí mismos y hacia los demás; resentidos. Casos de migraña, úlceras, inflamación de la piel, exceso de sudor y transpiración, sed y apetito exagerados, quemazón de manos y pies, insomnio.

Nutrición recomendada: alimentos refrescantes consumidos a temperatura ambiente (no los sacaremos directamente de la nevera) y naturalmente dulces, como los cereales, legumbres, frutas y verduras; ghee (mantequilla clarificada). Evita los alimentos picantes y astringentes como los pimientos, rábanos, tomates, pomelos o frutas cítricas.

Plantas medicinales: jazmín, lavanda, rosa, cilantro y menta fresca.

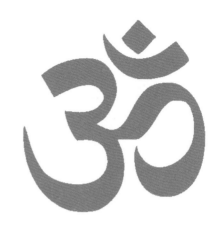

Yoga recomendable: optar por las asanas que centran y refrescan, como la postura del saltamontes (*Salabhasana*) de la cabeza a los pies (*Padangustha Mukha Sparshasana*) y de la Pinza (*Paschimottanasana*) e incluir las torsiones, preferiblemente sentados. Evita practicar yoga o cualquier actividad física durante las horas calientes del día. Evita toda actividad física competitiva.

Pranayama: Respirar o respirar alternativamente con la fosa nasal izquierda (*Chandra Pranayama*).

Otros consejos: paseos agradables en la naturaleza, junto al agua o bajo la luz de la luna. Meditación sobre la compasión, el amor propio y el soltarse, dejarse ir. Masajes con aceite de sésamo y/o aceite de coco (según la temporada). A la cama antes de las 23 horas.

EL TIPO KAPHA

Arraigado, leal, paciente, generoso y compasivo, el sentido de compartir, la generosidad, la alegría natural, una gran confianza en la vida.

En estado de desequilibrio: obstinado, letárgico, posesivo, deprimido, tendencia a comer en exceso y resistente al cambio. Sobrepeso, edemas, congestiones.

Alimentación recomendada: ligera, caliente, astringente y ligeramente picante: cebada, garbanzos, peras, miel... Evita los productos refinados, procesados, dulces y grasos y controla cuidadosamente la cantidad de alimentos.

Plantas medicinales: cúrcuma, pimienta, jengibre.

La práctica de yoga: recomienda vigorosos movimientos y posturas que van a generar calor, el Saludo al Sol (*Suryanamaskar*), y todas las posturas abiertas y posturas de inversión como la postura del Arco (*Dhanurasana*), medio Puente (*Ardha Bandhasana*) y del Pez (*Matsyasana*).

Pranayama: respiración *Bhastrika*, respirando con la fosa nasal derecha (*Surya Pranayama*).

Otros consejos: Masajéate a ti mismo, con o sin guantes, con harina de garbanzos (*udvartana*) o aceite de mostaza. Levántate antes del amanecer. Evita dormir la siesta durante el día. Elige actividades estimulantes y creativas como cantar, por ejemplo.

Autocuración y doshas

Como vemos, el Ayurveda llama a cada persona a ser responsable de su salud y considera que la curación es posible a través del autoconocimiento. Es una medicina del "interior". Todo ya está ahí, en nosotros. Y es a través de esta comprensión que comienza el proceso de curación.

Desde un punto de vista ayurvédico, el primer paso de un tratamiento es identificar la constitución natural de una persona de acuerdo con el su *dosha* o perfil predominante: *Vatta*, *Pitta* o *Kapha*. El dosha predominante, a su vez, refleja sus energías y sus principales cualidades.

Las principales fuentes de vitalidad ayurvédica

El estilo (higiene) de vida y la dieta, que son las bases de una buena salud. Según Ayurveda, el 90% de nuestros desequilibrios provienen de la desigualdad entre nuestro estilo de vida y nuestra constitución básica.

El uso precioso de plantas, especias y ciertos minerales. Su uso diario en la dieta proporciona al cuerpo una mejor digestión, asimilación y eliminación, y así libera el cuerpo de sus desechos.

El masaje y el cuidado del cuerpo son los elementos básicos de los tratamientos ayurvédicos, y su objetivo es desalojar las toxinas de los tejidos.

Los masajes dinamizan tu energía corporal, revitalizan, fortalecen los tejidos, actuan sobre la mente, tienen un efecto antioxidante sobre las células y la circulación de la sangre, y fortalecen las defensas en nuestro sistema inmunitario.

Panchakarma, el mejor tratamiento de atención médica del ayurveda, proporciona una limpieza profunda del cuerpo y la mente, fortalece la inmunidad y restablece el equilibrio y el bienestar natural del cuerpo. De los cinco tipos diferentes de tratamiento, el yoga es, por excelencia, el que promueve un mejor equilibrio físico y psicológico de la persona.

Para comprender cómo aumentar la propia vitalidad a través de las prácticas ayurvédicas, se necesita profundizar en el concepto de *dosha*, *ama* (toxinas), *agni* (fuego digestivo) y *ojas* (fuente de energía vital). Cuanto más fuerte es el fuego digestivo, más quema o transforma las toxinas.

El sistema inmunitario se fortalece. ¡Tienes más vitalidad, por lo tanto energía, y por lo tanto una mayor resistencia al estrés y la enfermedad!

Comida y vitalidad

Hay muchas maneras de conservarte y fortalecerte. Aquí hay dos que puedes incorporar a tu rutina diaria:

• Elige una dieta lo más equilibrada posible, local y estacional.
• No comas durante el día. Cada vez que comes algo, tu sistema digestivo vuelve a funcionar y nunca está inactivo. Este mordisqueo podría ser la consecuencia de una cierta cantidad de estrés, si lo sufres tanto de forma consciente o inconsciente.

Alimentación ayurvédica

El cuerpo necesita alimentos sólidos partiendo sobre todo de vegetales como las frutas, verduras, cereales, legumbres, semillas, raíces, bayas, miel, especias, hierbas... y también sustancias sutiles, como aire, agua...

Sin mencionar las impresiones captadas por los sentidos: texturas, colores, olores o sabores. Y las impresiones aún más sutiles, como las emociones y pensamientos, que proporcionan placer o disgusto, alegría o tristeza.

Todas estas influencias son fuentes visibles e invisibles de armonía y vitalidad o perturbaciones y molestias... Todas se hacen presentes prácticamente a la vez, de forma simultánea, pero en proporciones y cualidades muy diferentes según cada la persona. Dependen de la comunidad, la educación, cultura, lugar de vida, etc.

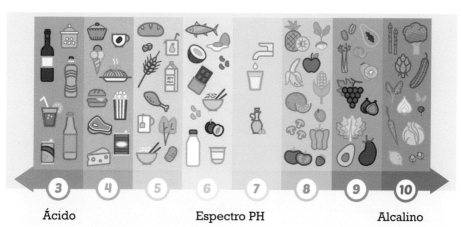

Ácido				Espectro PH			Alcalino
3	4	5	6	7	8	9	10

De la calidad de cada uno de estos elementos dependerá la vitalidad que vayamos a extraer. Y cuanto más atención les prestemos, más aumentaremos nuestra vitalidad y alegría de vivir.

El equilibrio ácido-base

Para el funcionamiento óptimo de nuestros órganos hay un gran campo compuesto de fluidos corporales: sangre, linfa y sueros celulares, que representan el 70% del peso corporal, y que nutren las células y eliminan los residuos. Cuanto más se modifica la composición ideal y el equilibrio, más alteraremos nuestro estado de salud.

En caso de deficiencias, las células carecerán de ciertas sustancias y su actividad disminuye o incluso interrumpe. En caso de sobrecarga, las sustancias corporales como la urea, el ácido úrico, el colesterol malo... se producirán en exceso y las sustancias externas, toxinas, microbios, virus y micosis invadirán el cuerpo.

La flora intestinal aparecerá desequilibrada. Todas estas sustancias se vuelven tóxicas, las células ya no pueden eliminarlas y se asfixian por falta de riego, alimentos y oxigenación saludables. Se está estableciendo un círculo vicioso. Solo unos nuevos hábitos alimenticios y un nuevo estilo de vida pueden superarlos.

Buenos hábitos

• Elige alimentos frescos, naturales, sin procesar y ecológicos ("orgáni-

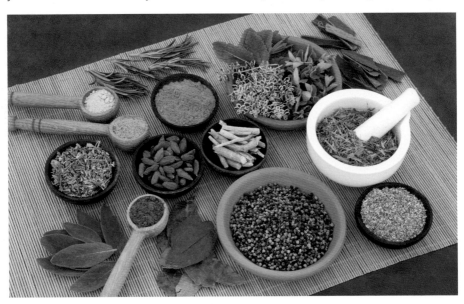

Clasificación de los alimentos

ALIMENTOS ACIDIFICANTES

Carnes, embutidos, pescado, alimentos procesados, productos lácteos (como el queso), los cereales que contienen gluten, pan, galletas, pasteles, legumbres, refrescos, café, té, cacao, alcohol...

ALIMENTOS ÁCIDOS

Cítricos, vinagre, ruibarbo, acedera, berro, espinaca cocida, acelga, tomates (en su mayoría cocidos). Cuando se consumen con moderación, estos alimentos ácidos, generalmente detectables al gusto (a diferencia de los alimentos acidificantes), promueven la digestión. No son acidificantes en un terreno equilibrado, y el cuerpo, si los utiliza, los transforma en sustancias básicas. Pero en un terreno acidificado, las sustancias ácidas se mantienen igual, convirtiéndose en nocivas.

ALIMENTOS ALCALINOS

Todas las verduras verdes ricas en clorofila, en oxígeno, minerales básicos, vitaminas, oligoelementos y la mayoría de las hortalizas frescas: zanahoria, remolacha, lechuga, apio, calabaza, calabacín... Pero en conserva, encurtidas o congeladas, las mismas verduras se someten a un tratamiento que puede cambiar su pH, y en este caso suele ser muy probable que se vuelvan ácidas. El ajo, excepcionalmente rico en azufre, manganeso, cobre, yodo, potasio, selenio y hierro, adelgaza la sangre, reduce la tensión y la tasa de colesterol malo (se consume crudo). Antibacteriano, elimina parásitos intestinales...

Las algas, mariscos, almendras, nueces, avellanas, coco (en cantidad razonable), coles y otras crucíferas, la col fermentada (chucrut) cruda... son alcalinizantes y llenos de vitalidad.

Las especias, las hierbas silvestres y las raíces poseen virtudes terapéuticas utilizadas desde tiempos inmemoriales en todos los continentes. Los alimentos alcalinos han de formar la base de nuestra dieta porque su déficit conduce a un desequilibrio del terreno hacia la acidez. Estos alimentos son alcalinizantes para todos. No contienen ni producen ácidos durante la digestión.

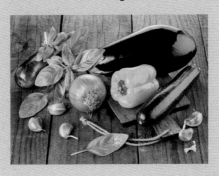

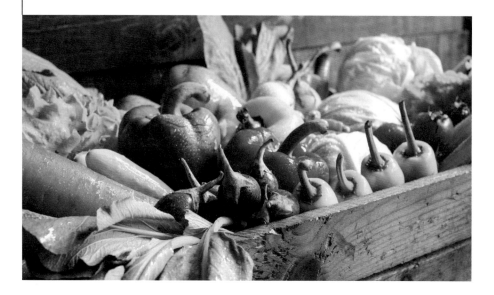

cos" o "bio": es lo mismo): son ricos en buenos nutrientes y aportan vitalidad al organismo.

Evita los alimentos acidificantes pobres en minerales, porque el terreno ácido es patógeno.

• **Sigue una dieta variada** para aportar al organismo el máximo de nutrientes.

• **Come con calma**, lentamente, tómate el tiempo para masticar bien y absorber la energía vital de los alimentos. La acción química de la saliva transforma algunos componentes de los alimentos para hacerlos más fácilmente asimilables por el organismo. ¡Es una predigestión real! Por otro lado, comer mientras hacemos otra cosa (leer, televisión, teléfono, ordenador...) nos acidifica y nos priva de una gran cantidad de energía necesaria para el trabajo digestivo.

• **Cuida la presentación de la comida.** Los colores, aromas, sabores y texturas abren el apetito y ayudan a la producción de enzimas y jugos digestivos que preparan y facilitan la digestión.

• **Reinventa tu entorno** eliminando la contaminación de todo tipo: sonido, olfato, visuales y químicos. El alcohol, el tabaco, la falta de sueño, el estrés, las reflexiones, los conflictos y el exceso de trabajo también son factores de acidificación y pérdida de vitalidad.

• **Haz un poco de ejercicio físico.** Promueve la circulación de fluidos, la oxigenación de los tejidos, el buen culturismo, la evacuación de toxinas. Sin embargo, los ejercicios físicos demasiado intensos causan un exceso de ácido láctico y un agotamiento de la vitalidad. Hay que encontrar el término medio.

Vitalidad e higiene

Recargar energías en la naturaleza

El contacto con la Tierra actúa sobre la psique como un retorno a la fuente, y ejerce una forma increíble de "curación" para el cuerpo y la mente. Estas impresiones sensoriales son esenciales para la preservación de la energía vital.

• **Siéntate cerca de un árbol,** o abrázalo rodeando el tronco con tus brazos y tómate el tiempo para sentir en ti todos los sentimientos. El árbol es el símbolo de fuerza y vitalidad. En yoga encarna la conexión entre la Tierra y el Cielo. Sé, como él, una antena entre la Tierra y el Cielo.

• **Camina junto al mar,** a lo largo de un río, cerca de un manantial o un punto de agua. Conéctate con este elemento que te ayudará a recargar tu energía y calmar tu mente. Haz un alto y medita tranquilamente.

• **Camina por la montaña,** respirarás el prana del aire, mira a tu alrededor, disfruta los olores de la tierra y las plantas.

• **Jardinería:** estar en contacto con los elementos tierra, agua, viento y sol es su recurso. Ver plantas y cultivar vegetales lo ayuda a mantener el bienestar y la alegría que tiene. Cultivar la tierra, disfrutar de sus beneficios te ayuda a soltarla. Respetar las estaciones te convierte en un filósofo.

Energiza tu espacio vital

Tu hogar es uno de los lugares por excelencia para sentirte en armonía con tu entorno. Al jugar con la luz, los colores y las plantas, sigue algunas reglas básicas de *Vastu Shastra*. De origen hindú, el *Vastu Shastra* es el equivalente al popular "Feng Shui", un arte milenario diseñado para armonizar y hacer circular la energía vital dentro de tus espacios vitales. Airea tu casa a menudo, abriendo ventanas y favoreciendo la luz. La luz debería ser un gran proveedor de prana (energía), que invada nuestro espacio vital para energizarlo. Si la casa es oscura, asegúrate de dejar las luces en una o dos habitaciones. Para mejorar el efecto de iluminación puedes agregar toques de color. También puedes elevar la energía de una sala con música tónica. En estos momentos es bastante fácil encontrar, además, buena música relajante para la práctica del yoga.

El simbolismo de los colores

Los colores también tienen su propio simbolismo, que vale la pena conocer porque puede ayudarnos al establecer buenas combinaciones.

Colores estimulantes

- Naranja: energía radiante. Entusiasmo, curiosidad, favorece los cambios de ciclo.
- Rojo: energía de acción concreta. La sensualidad, el ardor, favorece los intercambios apasionados.
- Amarillo: energía de renovación. Transformación, liberación, promueve el trabajo intelectual.

Colores relajantes

- Verde: energía de serenidad. Tranquilidad, abundancia, favorece las iniciativas correctas.
- Azul: energía espiritual. La serenidad, la intuición, promueve la apertura de la conciencia y el corazón.
- Marrón: energía de anclaje. Confort, seguridad, promueve el pensamiento pragmático.

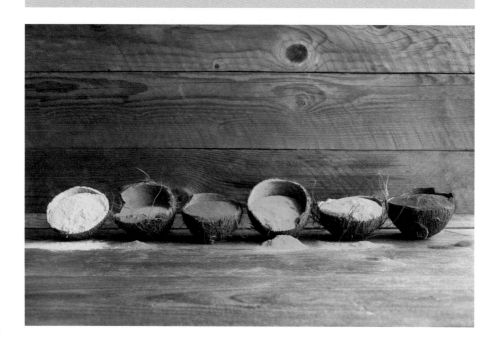

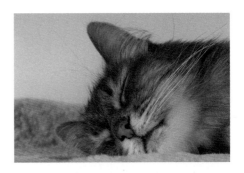

Haz que circule la energía

Respetaremos el equilibrio entre el Sol (*Ha*) y la Luna (*Tha*), yin y yang. La energía solar corresponde a la acción, la energía lunar al dejar ir. Para que haya armonía, es necesario un equilibrio entre estos dos principios. La elección de los materiales y su forma influirán en la calidad energética de una habitación.

Los materiales duros, lisos y brillantes (vidrio, acero, mármol) son energizantes, los materiales pesados (madera, telas gruesas) son suaves. Las formas curvas son suaves (excepto el círculo), mientras que las rectas son estimulantes.

"Atrapar" las malas vibraciones

Rodéate de plantas vibrantes y sobre todo mantenlas sanas, te darán energía.

Cuida las decoraciones: evita los colores tristes, formas agresivas, atmósferas nostálgicas. Favorece las formas redondeadas y evita formas afiladas o puntiagudas, porque generan vibraciones agresivas.

Deshazte de muebles y objetos rotos o deteriorados, los platos desportillados, cambia las cortinas, elige colores claros y brillantes.

No mantengas cosas inútiles, embotan el espacio.

Como enseña Marie Kondo en su libro, el polvo y el desorden son dos grandes consumidores de energía vital. Puedes hacer una gran operación de eliminación de periódicos y trastos inútiles: ¡ordenar tu casa es poner orden en tu vida!

10 consejos para dormir bien

1 Practica una actividad física todos los días.
2 Cena ligero y lo antes posible.
3 Practica la meditación
4 No bebas alcohol por la noche.
5 No te duermas ante el televisor.
6 No fuerces la vista, a pesar de los signos de fatiga.
7 Evita las siestas y no duermas demasiado durante el día.
8 No consultes pantallas en la cama.
9 Duerme en una habitación bien ventilada.
10 Practica respiraciones completas antes de dormir (ver la respiración de *Ujjayi* (ver pág. 118) y *Bhramari* (ver pág. 102)

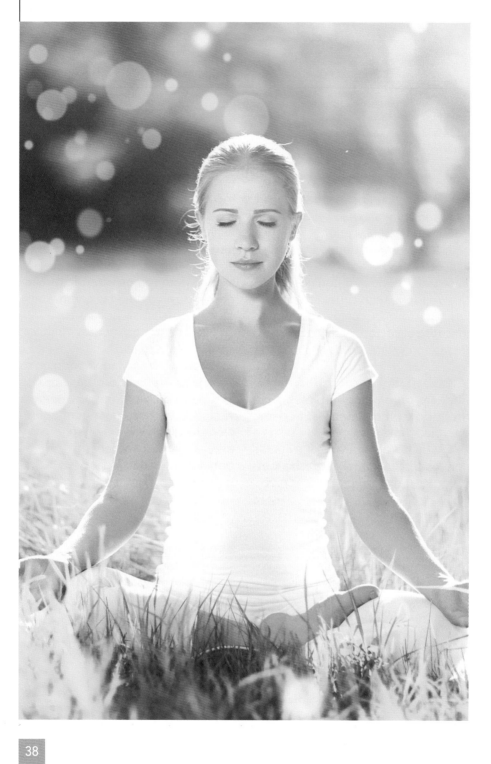

Meditación y relajación

La práctica

La meditación permite renovar el contacto con la parte espiritual de nuestro ser, alimentarlo, desarrollarlo, y también aprender a utilizar nuestra energía y reenfocarla, dirigirla hacia donde la necesitamos. Despertar fuentes no utilizadas.

La meditación reduce la ansiedad y el riesgo de depresión, mejora la memoria, el sueño, disminuye la frecuencia cardíaca, alivia el dolor, alivia el estrés, la ira o la confusión mental, aumenta la compasión, la alegría interior, la confianza en sí mismo y en la vida, favorece la creatividad y fortalece el sistema inmunitario.

Se suele meditar a partir del propio aliento, o la propia respiración, o con los mantras. Otros preferirán comunicarse con la Tierra, la Naturaleza, los árboles. Otros usarán técnicas de visualización, meditaciones dinámicas, dirigidas o activas, como la meditación o la danza. Otros, finalmente, se sentarán y se centrarán en un punto, fijarán su mirada en la llama de una vela, o visualizarán la forma, el color del chakra.

No importa qué método elijas, siempre que lo conviertas en una fuente de alegría. Si, a pesar de todo, sientes que necesitas ayuda, en ayurveda se suelen recomendar algunas plantas rasayana, con potencial fortificante y rejuvenecedor. Un terapeuta ayurvédico te ayudará a encontrar lo que más te convenga. Y recuerda que meditar de 10 a 15 minutos por día es una gran fuente de bienestar.

La caminata meditativa

Con o sin propósito, camina todos los días, sólo o acompañado, en la ciudad o en el campo. La meditación caminando tiene como objetivo calmar tus pensamientos y tu mente. No dejes que tus preocupaciones te abrumen. Vive el momento, concéntrate en tus pasos. Camina con plena conciencia, en silencio, sincronizando tus pasos con tu respiración. Estar presente aquí y ahora.

Caminar mientras respiras profundamente te ayuda a reducir la velocidad de la respiración y a calmar tu mente. La calma, armonía y fluidez personal aparecerán al final del camino.

Relajación profunda

No olvides la relajación, es esencial al final de cada sesión de yoga. Es una pausa y un descanso que te permiten percibir tu cuerpo y tu respiración y dejar que la energía circule por todo el organismo.

Esta relajación, llamada rotación de conciencia, consiste en percibir las diferentes partes del cuerpo en un orden y ritmo específicos. A través de la visualización, hace que uno se olvide del mundo exterior y entre en una relajación profunda que nos trae paz, unida al silencio de la respiración y apaciguamiento de la mente.

• Acostado cómodamente de espaldas, suelta el peso de las piernas en el suelo, relaja los pies y los brazos al lado del cuerpo con las palmas de las manos abiertas hacia arriba.

• Suelta y deja caer toda tu espalda, relaja la cabeza, afloja las mandíbulas. Observa tu respiración: cómo entra por las fosas nasales con la inspiración y cómo sale al espirar.

• Visualiza cómo se relajan la pierna derecha, el pie, el tobillo, la pantorrilla, el muslo, la cadera, luego el brazo derecho, los dedos, la muñeca, el antebrazo, el codo, la articulación del hombro derecho.

• Dirige tu atención a la pierna izquierda, desde los dedos de los pies a la articulación de la cadera, luego a la parte inferior izquierda, los dedos, la muñeca, el antebrazo, el codo y la articulación del hombro izquierdo.

CONSEJOS
- Concéntrate en tu respiración, en tu aliento. Vuelve la mirada al interior de ti mismo.
- Aporta amabilidad a tu cuerpo, y dulzura en tu ánimo.
- Disfruta de la relajación profunda, instálala en cada parte de tu cuerpo y déjala que se esparza.

• Atención ahora al brazo derecho, inspira profundamente, guía tu aliento por el brazo y, al espirar, relaja el brazo desde las yemas de los dedos hasta el hueco del hombro. Dirige tu atención al brazo izquierdo, respira hondo, lleva el aliento al brazo y, al espirar, relaja el brazo desde las yemas de los dedos hasta el hueco del hombro.

Visualiza tu cabeza, afloja las mandíbulas, relaja los labios, relaja los músculos de los ojos y los párpados, y da suavemente la bienvenida a esta relajación profunda.

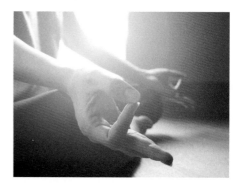

Las propuestas que presentamos de Yoga energético consisten en diferentes sesiones de yoga para para llevar a cabo por la mañana, a lo largo del día y por la noche.

De buena mañana, antes de desayunar, dedicaremos de 15 a 20 minutos en una primera sesión de yoga. Nos ayudará a liberar energía y entusiasmo para mantenernos vitales durante todo el día. Se proponen dos series, una para practicantes novatos, y la segunda para practicantes más experimentados.

Durante el día, en casa o en la oficina, podemos hacer pausas en la tarea y practicar pequeñas sesiones de 5 minutos, incluso sentados, que nos ayudarán a concentrarnos mejor y aliviar el estrés.

Por la noche, después del ajetreo del día, vale la pena dedicar un poco de tiempo para recargarnos de energía vital, relajar tensiones y reenfocarnos antes de ir a dormir. También se ofrecen dos series, una para practicantes novatos, y la segunda para practicantes experimentados.

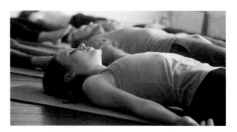

¿Inspirar o espirar?

En la práctica de las posturas de hatha yoga, cada movimiento de elevación va acompañado de una inspiración. Son los estiramientos que induce la expansión de la caja torácica y facilitan así la entrada de aire a los pulmones.

Por otro lado, cualquier movimiento de flexión hacia el suelo se acompaña de una exhalación, porque la reducción del volumen abdominal favorece la expulsión del aire.

En las posturas de torsión, movilizamos el pecho o el cinturón abdominal, o ambos: estos movimientos son propicios para la expulsión del aire, que se dan en la espiración.

En un giro, sentados, es conveniente preceder a la torsión con una respiración profunda para facilitar el alargamiento de la columna vertebral. Desde el punto de vista de la energía, la retención de la respiración es energizante cuando la postura se mantiene llena en los pulmones (después de una inhalación), y es relajante cuando la postura se mantiene vacía (después de una espiración).

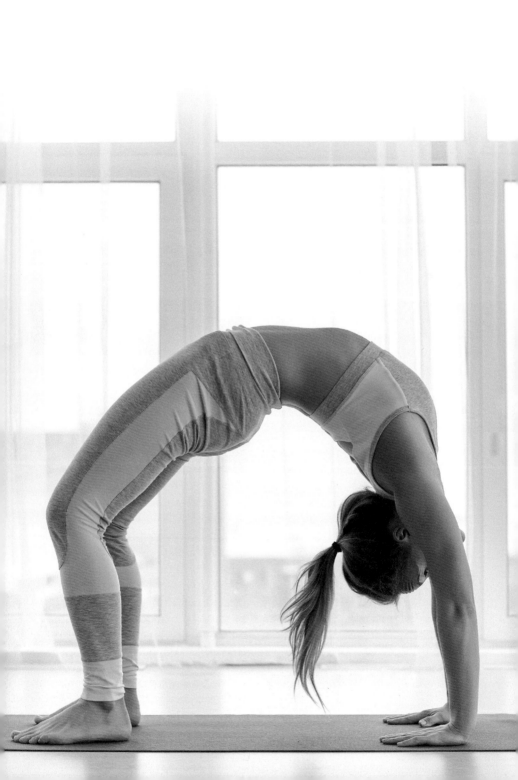

Por la mañana
Sesión para principiantes
15 a 20 minutos

LA SESIÓN

1 Estiramientos para relajarse
con la postura de la Montaña -
Tadasana
y la Media Luna -
Ardha Chandrasana

2 Trabaja en tu flexibilidad
con la postura de las Manos
en los pies - *Padahastasana*

3 Llénate de energía
con la postura del Triángulo -
Trikonasana

4 Concentración
con el Saludo al Sol -
Suryanamaskar

5 Aliviar el estrés
con un ejercicio de respiración -
Kapalabhati

6 Refuérzate
con la postura del Perro cabeza
abajo - *Adho Mukha Svanasana*

7 Estira tu espalda
con la postura del Gato -
Marjarasana

8 Liberación
con la postura de la Rodilla en el
pecho - *Ekapada Pavanamuktasana*

**9 Trabaja en tu construcción
muscular**
con la postura del Delfín -
Makara Adho Mukha Svanasana

10 Calma tu mente
con alternancia de respiración -
Nadi Shodhana

11 y lograr una relajación profunda
con relajación (ver páginas 39-40)

CONSEJOS
- La sesión se iniciará antes del desayuno, siempre con el estómago vacío.
- Practicar en una habitación silenciosa y aireada.
- Respirar por la nariz, y seguir los tiempos de retención de la respiración, pulmones llenos o pulmones vacíos.
- Inhalar y exhalar profundamente entre cada postura.
- No forzar nunca el movimiento. Tratar el cuerpo con respeto y cariño.
- Salir de las posturas lentamente.
- Terminar la sesión con una relajación.

1 Estiramientos para relajarse

Estiramientos con la postura de la Montaña
Tadasana

Simbólicamente la montaña es un punto de encuentro privilegiado entre el Cielo y la Tierra. En esta postura, el cuerpo es tan estable y silencioso como una montaña. El peso del cuerpo está perfecta-mente equilibrado en ambos pies, la columna vertebral está estirada y el cuello derecho, en el eje de la columna.

La Montaña te permite tomar conciencia de tu cuerpo, ajustar tu posición en el espacio y encontrar tu centro de gravedad. Es un retorno a uno mismo.

Contraindicaciones: hipotensión, mareos, capsulitis y osteoartritis del hombro.

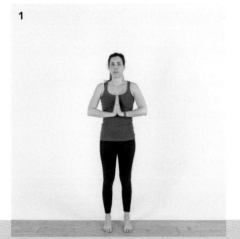

1

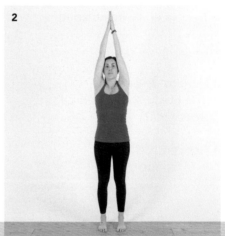

2

1 De pie. Pies abiertos al ancho de la pelvis, la cabeza y la espalda bien derechas, unir las manos frente al pecho, los pies bien apoyados en el suelo.
2 Inhalar profundamente por la nariz, levantar los brazos verticalmente. Abre las manos extendiendo los dedos y estirándote hacia el cielo, empujando los pies hacia el suelo.

3 Mantén tus pulmones llenos durante 7 segundos y luego suelta mientras exhalas. Haz lo mismo de puntillas: inspira, levanta los brazos, abre las manos, extiende los dedos, inclina la punta de los pies, permanece en la respiración de los pulmones durante 7 segundos y vuelve a bajar mientras espiras.

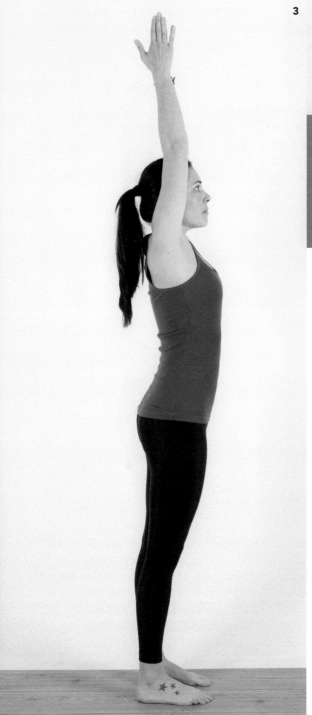

3

BENEFICIOS

▲ Fortalece la estabilidad y la confianza.

▲ Mejora el tono muscular de las piernas.

CONSEJOS

• Estableceremos una señal visual a nivel de los ojos e intentaremos mantenerla.

• Inspirar y espirar entre cada postura.

Flexión de la columna vertebral

con la postura de la Media Luna
Ardha Chandrasana

En sánscrito, chandra significa "bri-llante, brillante", y suele traducirse como "luna". En la mitología del yoga, la Luna es un símbolo de bri-llantez y luz que representa, junto al sol, una de las dos energías polares del cuerpo humano. Este estiramien-to lateral ayuda a calentar. Relaja am-bos lados del cuerpo y energiza el organismo.

Contraindicaciones: hipotensión, mareos, capsulitis, osteoartritis y dolor del hombro.

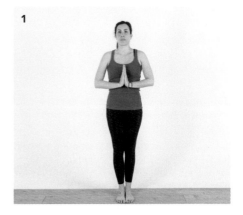

1

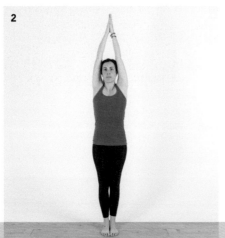

2

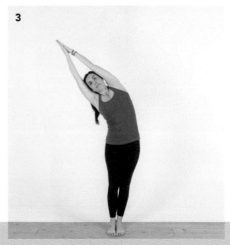

3

1 De pie, piernas juntas, une las manos frente al pecho, cruza los dedos, une los dos dedos índices.

2 Inspira profundamente por la nariz, levanta los brazos verticalmente por las orejas.

3 Espira, inclina el busto presionando el pie izquierdo contra el suelo, mantén los pulmones vacíos durante 7 segundos.

4 Inspira, endereza y espira, inclinando el busto hacia la izquierda.

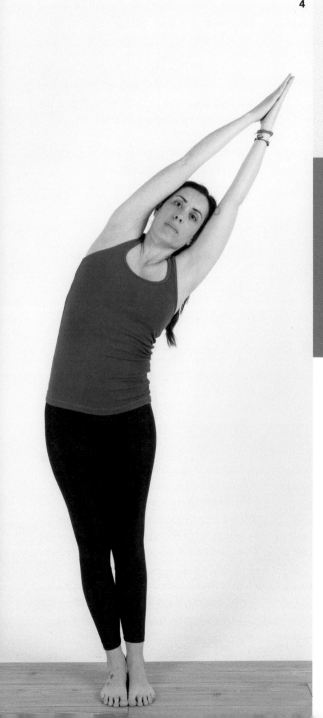

4

BENEFICIOS

▲ Suaviza la rigidez
   en la columna vertebral.
▲ Corrige las asimetrías.
▲ Desarrolla respiración
   costal.
▲ Distribuye energía
   por todo el cuerpo.

CONSEJOS

• El estiramiento es un
  movimiento natural que
  se practica para revitalizar
  cuando te despiertas.
• Estira completamente
  primero el lado derecho y
  luego el lado izquierdo.
• La respiración ha de ser
  natural y fluida.

2 Trabaja tu flexibilidad

con la postura de
las Manos en los pies
Padahastanasana

Esta postura puede parecer fácil de realizar, pero requiere una gran potencia para realizarse correctamente. No importa el nivel de flexibilidad o la amplitud de la flexión, lo principal es que puedas mantener esta asana varios minutos sin demasiado esfuerzo.

La postura de las Manos en los pies permite concentrar el espíritu y centrarse en la práctica antes de continuar con otras asanas.

Contraindicaciones: ciática, patologías de la columna vertebral.

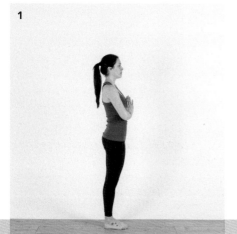

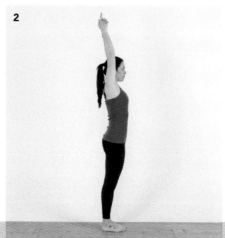

1 De pie, las piernas juntas, sostengan las manos frente al pecho, el cuello bien estirado, la espalda recta.
2 Inspira, sostén los brazos por las orejas, cruza los dedos, junta los dedos índices, crece para estirar la columna vertebral.
3 Espira, inclínate hacia adelante, el busto paralelo al suelo, empuja los brazos hacia adelante, hacia atrás los glúteos.

4 Inclínate hacia adelante y toma los tobillos o las pantorrillas, dirige la cabeza hacia las piernas.
5 Haz 3 respiraciones completas en la postura y, en cada espiración, acerca el pecho un poco más a las piernas. Relaja.
Mientras inspiras, levanta la cabeza, los brazos y los hombros y estira los brazos hacia arriba.

3

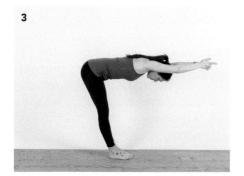

4

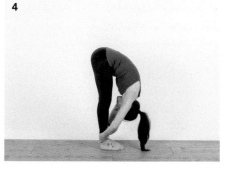

5

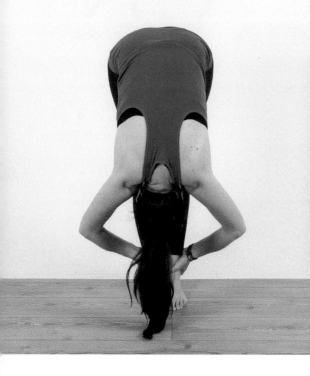

BENEFICIOS
- ▲ Refina el tamaño.
- ▲ Suaviza la columna vertebral.
- ▲ Estirar los ligamentos de las piernas.
- ▲ Activa el flujo de sangre al cerebro.

CONSEJOS
- • Inspira y espira por la nariz entre cada postura.
- • No tenses la columna lumbar, relájate y estira la espalda. Si tienes dificultades, no dudes en doblar las piernas para colocar la caja torácica en los muslos y aliviar la tensión en la espalda.
- • Usa tu aliento como herramienta: cada vez que espires, suelta todo el pecho hacia adelante, también la cabeza, el cuello y los hombros. Y siente como la parte inferior de la espalda se relaja gradualmente.

3 Llénate de energía

con la postura del Triángulo
Trikonasana

El triángulo, formado por las dos piernas separadas, simboliza la Trinidad: Sat, Chit y Ananda (Conocimiento, Existencia y Gozo). Esta postura proporciona un estiramiento intenso de todos los músculos del costado del cuerpo.

Equilibrará y estimulará el flujo de energía en ambos canales, *Ida nadi* (lado lunar) y *Pingala* (lado solar).

La postura del triángulo que ayuda a colocar su cuerpo en el espacio y tomar conciencia de su relación con el mundo, permite construir una estabilidad real.

Contraindicaciones: lumbalgias, ciática y fragilidad de la cadera.

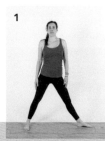
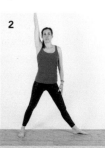
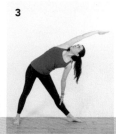
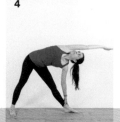

1 De pie, con las piernas estiradas, gira la pierna izquierda 90 grados, el pie hacia fuera. Alinea el talón izquierdo con el talón derecho. Mantén las caderas en frente. Empuja la parte superior de la cabeza hacia el cielo.

2 Inspira, guía la respiración hacia el brazo derecho a medida que se eleva. Mantén el brazo vertical, cerca de la oreja, presiona el pie derecho en el suelo para extender aún más el brazo derecho.

3 Espira y desliza la mano izquierda a lo largo de la pierna izquierda lo más hacia abajo posible, manteniendo el busto y la pelvis en su plano frontal. La presión del pie derecho en el suelo dará una mayor apertura de todo el lado derecho, desde la cadera hasta el brazo pegado a la oreja. El cuello permanecerá alineado en el eje de la columna vertebral.

4 Extiende el brazo derecho horizontalmente sobre la oreja derecha. Siente el estiramiento del lado derecho del cuerpo, el brazo lleno de energía y poder. Enderezar.

5 Repite levantando tu brazo izquierdo. Puedes permanecer en la postura con los pulmones vacíos o durante 5 respiraciones profundas circulando la respiración por todo el lado izquierdo.

5

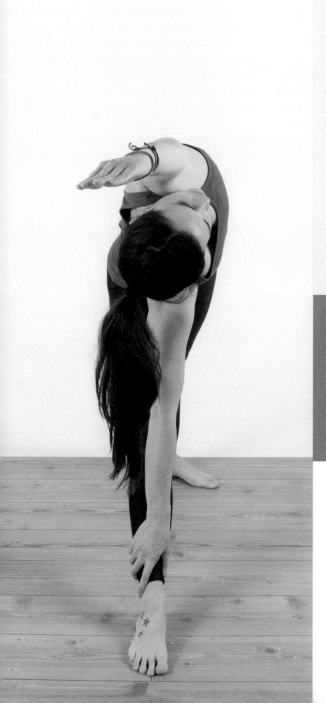

BENEFICIOS
- ▲ Relaja los músculos intercostales.
- ▲ Estira los músculos laterales del tronco.
- ▲ Mejora la flexibilidad lateral de la columna vertebral y las caderas.
- ▲ Mueve los órganos abdominales.
- ▲ Estira los isquiotibiales (músculos de la parte posterior de los muslos).
- ▲ Aumenta la estabilidad.
- ▲ Equilibra el sistema nervioso y reduce el estrés.

CONSEJOS
- • Los hombros estarán relajados, pero los brazos han de permanecer firmes.
- • Es el brazo derecho el que dirige la postura. Sostenlo firmemente contra la oreja. Pon tu energía a tu alcance.

4 Concentración

con el Saludo al Sol
Suryanamaskar

Tradicionalmente, los yoguis reali-
zan un Saludo al Sol todas las mañanas, orientados hacia el sol naciente. Esta postura de agradecimiento
al Sol como fuente de vida consta
de una serie de ejercicios que son
ideales para todo el cuerpo.

Existen algunas variaciones en la
secuencia del Saludo al Sol. Esta es
la más simple.

Esta sucesión de posturas ha de
realizarse con un ritmo respiratorio
preciso y mucha concentración. Si la
repetimos varias veces se convierte
en sí misma en una sesión de yoga.

Contraindicaciones: hipertensión,
dolor en las articulaciones de los
hombros y muñecas, embarazo.

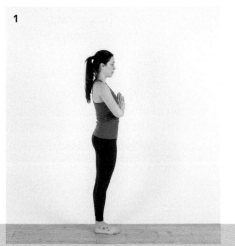

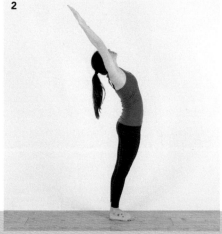

1 De pie, con las piernas unidas,
  los pies fijos sobre el suelo, las
  manos juntas frente al pecho, los
  dedos extendidos, empuja la parte
  superior de la cabeza hacia el cielo.

2 Inspira, levanta los brazos, abre las
  manos, mantén los pulgares unidos,
  extiende los dedos, inclínate hacia
  atrás con la barbilla metida.

3

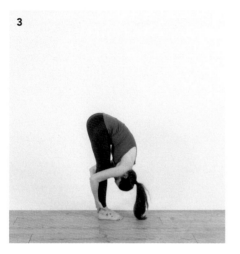

4

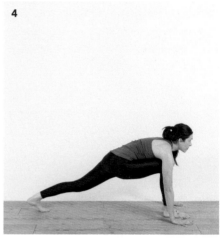

5

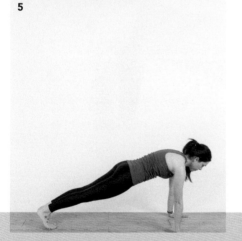

6

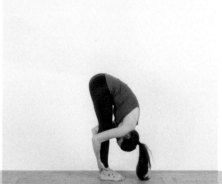

3 Espira, mueve hacia atrás los glúteos y avanza con las manos a cada lado de los pies, (al principio dobla las rodillas si es necesario).

4 Inspira, empuja la pierna izquierda hacia atrás, endereza la cabeza, abre el pecho.

5 La pierna derecha se une a la pierna izquierda, mantente así.

6 Espira, eleva los glúteos hacia el cielo, empuja los talones contra el suelo y empuja también las manos.

7

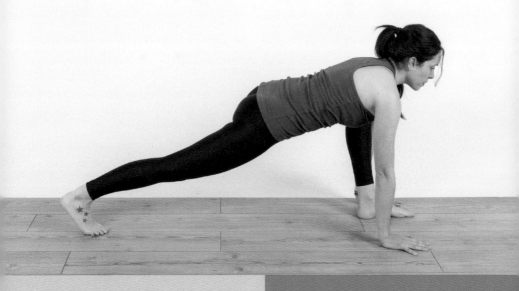

7 Inspira, lleva la pierna izquierda
hacia adelante, el pie lo más cerca
posible de las manos, endereza la
cabeza y abre el pecho.

CONSEJOS
• Mantente enfocado y respeta el
patrón de respiración preciso.
• Tener cuidado, esta secuencia
no es obvia al principio.
Comienza el entrenamiento
dividiendo cada movimiento
uno después del otro. Progreso
sin forzar jamás.

8

BENEFICIOS
- ▲ Estira, tonifica y tonifica todo el cuerpo.
- ▲ Mejora el sistema digestivo.
- ▲ Activa la circulación sanguínea.
- ▲ Ayuda a la concentración, coordinación y equilibrio.
- ▲ Da vitalidad y fuerza.
- ▲ Calma y reduce la inquietud y ansiedad, ayuda a restaurar o mejorar el sueño.

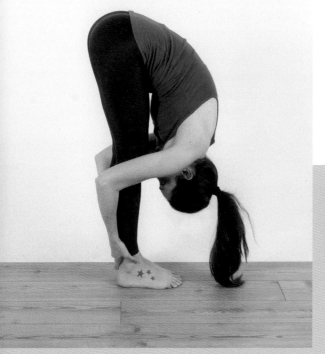

8 Espira, el pie derecho se une al pie izquierdo, estira las piernas, suelta la cabeza, los brazos y los hombros y suavemente. Inspirando, levanta desenrollando la parte posterior. - Repite empujando la pierna derecha hacia atrás.

5 Alivia el estrés

con un ejercicio de respiración: *Kapalabhati*

La técnica de *Kapalabhati* consiste en una rápida sucesión de espiraciones vigorosas y ruidosas, realizadas por una fuerte contracción de los músculos abdominales hacia la columna vertebral. Estas repentinas expulsiones de aliento se suceden en una ráfaga. La inspiración, mientras tanto, es pasiva, momento en que los músculos abdominales se relajan para contraerse inmediatamente.

Cada contracción empuja el diafragma hacia la cavidad torácica al expulsar el aire de los pulmones hacia la parte superior de la cavidad nasal. Esta técnica de respiración brinda un estado de paz y armonía.

Contraindicaciones: embarazo, operación abdominal reciente.

1 De pie, cruza las manos detrás del cuello, extiende los codos y junta los omóplatos. Comienza tomando una respiración profunda en el pecho, levanta las costillas y mantenlas en alto durante toda la práctica (contracción estática de los músculos intercostales).

2 Espira, contrae con fuerza los músculos abdominales, proyectando el ombligo hacia la columna vertebral para levantar el diafragma y expulsar el aire.
Inspira nuevamente, deja que los músculos abdominales se detengan y los pulmones se llenen de aire.
Haz pequeñas espiraciones rápidas en una ráfaga, dirigiendo el aire hacia la parte superior de la cavidad nasal.
Haz 20 inspiraciones y 20 espiraciones.
Al principio haz una serie de 15 expulsiones, con un tiempo de espiración más rápido que la inspiración (1-3), luego cambia el ritmo (1 para espirar, 2 para inspirar), luego 1-1.
Cada ciclo termina con respiraciones profundas y un tiempo de integración.
Cuando estés familiarizado con esta técnica, aumenta 5 expulsiones cada semana.
Detente tan pronto como sientas la menor incomodidad.

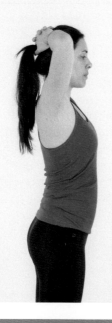

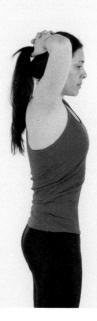

CONSEJOS

- Hay que sonarse la nariz antes de comenzar la práctica.
- No intentes exhalar completamente
- No es el volumen de aire expulsado lo que cuenta, sino la contracción potente e instantánea de los abdominales.
- Mantén tu cara relajada.

BENEFICIOS

- ▲ Limpia las vías del sistema respiratorio y mejora la ventilación pulmonar.
- ▲ Aumenta la oxigenación del cuerpo.
- ▲ Purifica la sangre y reduce el estrés.
- ▲ Refuerza la concentración
- ▲ Ayuda a vivir en el momento presente.
- ▲ Proporciona una sensación de bienestar.

6 Refuérzate

con la postura
del Perro cabeza abajo
Adho Mukha Svanasana

El Perro cabeza abajo es un gran clásico del yoga. Está inspirada en el estiramiento del perro al empujar sobre sus patas delanteras. En sánscrito, *adho* significa "abajo", *mukha*, "hocico" y *svana*, "perro".

Es una combinación de apertura de la espalda, estiramiento de la parte posterior de las piernas y un trabajo profundo sobre el diafragma. Esta postura proporciona un profundo bienestar cuando se practica regularmente.

Contraindicaciones: síndrome del túnel carpiano, final del embarazo, dislocación del hombro, dolor de cabeza, problemas relacionados con los ojos o los dientes, hipertensión y trastornos cardíacos.

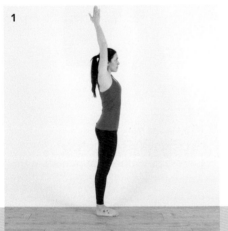
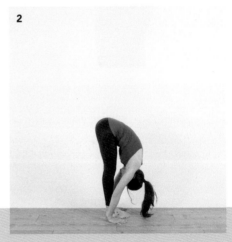

1 De pie, pies abiertos hasta el ancho de la pelvis, une las manos frente al pecho. Inspira, levanta los brazos verticalmente, abre las manos, estira.
2 Espira, mueve el pecho hacia adelante empujando los glúteos hacia atrás, coloca las manos a cada lado de los pies.

3 Inspira, empuja la pierna izquierda hacia atrás y luego la pierna derecha.
4 Mantén así.
5 Espira, sube los glúteos hacia el cielo, empuja los talones hacia el suelo y empuja las manos. Dirige tu mirada hacia el ombligo. Haz 3 respiraciones profundas y

3

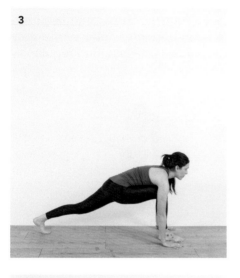

CONSEJOS
- En caso de dificultad, la postura puede tomarse sobre los talones, los dedos de los pies apuntando al suelo y los brazos extendidos hacia adelante.
- Suba los glúteos empujando sus manos en el suelo, los dedos extendidos para tener un soporte más poderoso.
- Estire las piernas tanto como pueda, mantenga la espalda recta en línea con los brazos.

4

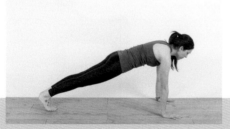

5

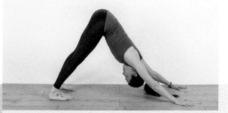

espiraciones en esta postura.
Para volver, acerca las manos a los pies, relaja la cabeza y los hombros inspira y retrocede lentamente.

BENEFICIOS
- ▲ Abre los hombros y el pecho.
- ▲ Fortalece la espalda y los brazos.
- ▲ Estimula la regeneración celular e irriga el cerebro.
- ▲ Fortalece el corazón y mejora la digestión.
- ▲ Proporciona potencia y estabilidad.
- ▲ Alivia y calma profundamente la mente.

7 Estira tu espalda
con la postura del Gato
Marjarasana

Es una secuencia para estirar y suavizar toda la columna vertebral. La posición de "cuatro patas" libera la carga soportada por cada vértebra en posición de pie. La postura del Gato energiza la espalda, desde el sacro hasta la parte superior de la cabeza, mientras aligera las vértebras, y fortalece las muñecas y los hombros.

La respiración durante la postura es importante, debe ser flexible, profunda, lenta, natural y regular.

1

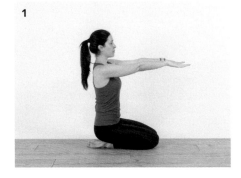

2

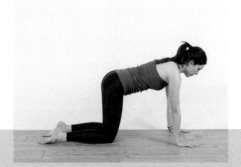

3

1 Ponte de rodillas. brazos extendidos hacia adelante.
2 Pon las manos en el suelo, asegúrate de que las rodillas estén muy separadas y las manos al nivel de los hombros. Fija un punto 20 cm delante de tus manos.
3 Inspira y deja que el vientre baje hacia el suelo, la espalda hueca, el pecho se abre. Mueve los

hombros hacia atrás, extiende el cuello, empuja el coxis / sacro hacia arriba.
4 Espira, tira del vientre, empuja la espalda hacia el techo y empuja el ombligo hacia la columna vertebral. Mantén el esternón alejado del suelo presionando las manos relajadas, la cabeza y el cuello. Repite la postura 10 veces.

BENEFICIOS
- ▲ Abre los hombros y el pecho. Relaja el pecho.
- ▲ Tonifica y suaviza la columna vertebral.
- ▲ Estira las fascias y los órganos abdominales.
- ▲ Suaviza las caderas.
- ▲ Estimula el sistema nervioso y reduce la fatiga.
- ▲ Restaura la energía.

CONSEJOS
- • Inspira y espira por la nariz.
- • Recuerda mantener la cabeza alineada con el cuerpo.
- • Practica despacio, deja que tu respiración forje el movimiento, sin esfuerzo muscular.
- • Puedes colocar una manta doblada debajo de las rodillas para mejorar tu comodidad.
- • No busques resultados, concéntrate en la ondulación de la columna vertebral.

4

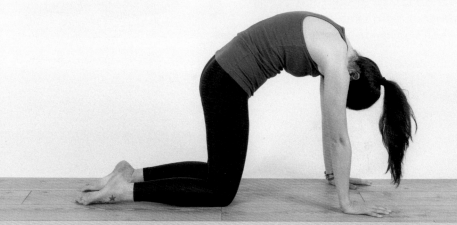

Sal de la postura colocando los glúteos sobre los talones mientras espiras, luego acuéstate de espaldas con los brazos alrededor de tu cuerpo. Relajación: comienza soltando brazos y pies, la palma de las manos hacia el cielo hasta completar la relajación Savasana (pág. 39-40).

Variación. Haz esta postura invirtiendo la respiración: inhala, redondea la espalda y cava mientras exhalas. Cuando te familiarices con las ondulaciones de la columna vertebral podrás respirar más y más rápido.

8 Liberación
con la Rodilla a la postura
hacia el pecho
Ekapada Pavanamuktasana

Pavanamukta proviene del sánscrito *pavan* ("viento") y *mukta* ("liberación"), de ahí su nombre "postura que libera los vientos". Por "viento" se entiende tanto el aire acumulado en el abdomen como el aire contenido en las articulaciones. Cuando la rodilla comprime el abdomen, permite expulsar las bolsas de aire en el abdomen (producidas por la digestión), pero también las del capuchón sinovial de la articulación de la rodilla o la cadera. Esta postura, en resumen, tiene una acción purificadora.

Contraindicaciones: prótesis de cadera.

1

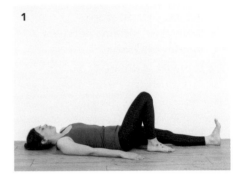

2

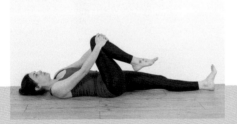

3

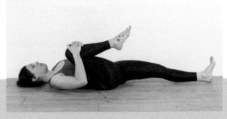

1 Acuéstate de espaldas, con las piernas juntas, empuja los talones hacia adelante, estira el cuello, coloca los brazos a lo largo del cuerpo, con las palmas de las manos sobre el suelo. Inspira, dobla la pierna derecha. Espira, deja caer la región lumbar en el piso, extiende el cuello.

2 Inspira, apunta la rodilla derecha hacia el pecho. Con los brazos peina tu rodilla y cruza los dedos.

3 Espira, presiona firmemente en el muslo, meta la barbilla, presiona el

BENEFICIOS

▲ Estira el cuello y la parte inferior de la espalda, corrige la lordosis lumbar.

▲ Masjea el área abdominal, hígado y páncreas.

▲ Relaja el pliegue inguinal (hueco de la ingle).

▲ Activa la circulación sanguínea.

▲ Estimula el drenaje linfático.

▲ Drena toxinas y promueve la eliminación de desechos.

▲ Facilita el tránsito intestinal. Regula el metabolismo.

▲ Ralentiza la frecuencia cardíaca.

▲ Favorece el sueño.

CONSEJOS

• Sostén tu espalda firmemente al suelo presionando la región lumbar y el cuello contra el piso.

• Empuja el talón izquierdo hacia adelante, la pierna derecha permanece pasiva.

4

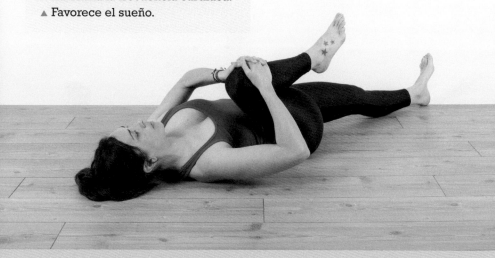

talón izquierdo. Levanta los codos para liberar el espacio en la parte posterior de la espalda, entre los omóplatos.

4 Aguanta con los pulmones vacíos durante 5 segundos, luego inspira, deja que el vientre empuje la rodilla, a la vez que sueltas el estrés, y deja que la rodilla se vaya con los brazos extendidos. Espira, dibujando la rodilla derecha de nuevo. Repite una vez. Extiende la pierna derecha y comienza de nuevo, doblando la pierna izquierda.

9 Trabaja en tu construcción muscular

con la postura del Delfín
Makara Adho Mukha Svanasana

La postura del Delfín alarga y fortalece la columna vertebral. Los yoguis comparan la espina dorsal con el Monte Meru, la montaña sagrada que sería el eje del mundo en la mitología india.

Además de actuar como eje central del cuerpo, la columna vertebral es el punto de partida de la evolución humana. Y necesita utilizar el *prana*, la energía vital.

Practicada regularmente, esta postura fortalece.

Contraindicaciones: sobrepeso y en caso de dedos sensibles.

1
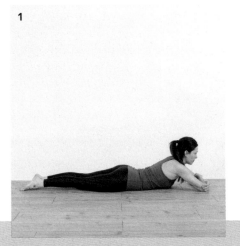

2
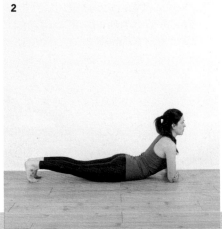

1 Acuéstate boca abajo y apoya los codos en el suelo.
2 Desliza tus codos sobre los hombros. Enrolla los dedos de los pies.
3 Inspira profundamente, levanta el cuerpo mientras descansas sobre los codos y los dedos de los pies. El cuerpo forma una línea recta desde la parte superior de la cabeza hasta los talones.

Mantén la respiración pulmonar conteniendo 10 segundos.
Espira y suelta.
Repite 3 veces, inhalando y exhalando profundamente a través de la nariz entre cada postura.

CONSEJOS

- No subas los glúteos al cielo, quédate en paralelo al suelo.
- Mire un poco hacia adelante y hacia abajo, sin dejar caer el mentón al pecho (para mantener el cuello en el eje de la columna vertebral).
- Mantén las piernas firmes y tónicas.

BENEFICIOS

- ▲ Fortalece y aumenta la resistencia del cuerpo.
- ▲ Tonifica los músculos del corazón.
- ▲ Calma la mente.
- ▲ Reduce el estrés y la depresión leve.

3

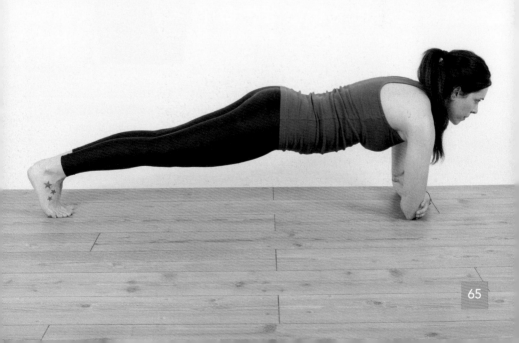

10 Calma tu mente
con la respiración alterna
Nadi Shadhana

Esta respiración es muy importante para la práctica del *pranayama* (respiración yóguica). Ayuda a purificar y equilibrar los flujos de energía vitales, así como el sistema nervioso simpático y parasimpático. Es un preliminar indispensable que sirve para limpiar los canales de energía (nadis), cuya salida está en las fosas nasales.

Esta práctica consiste en pasar la respiración alternativamente por una fosa nasal y luego por la otra. Refina la sensibilidad al flujo de aire en las fosas nasales. La atención a la respiración favorece el retorno a uno mismo y constituye la base de toda meditación.

1

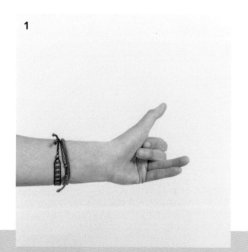

2

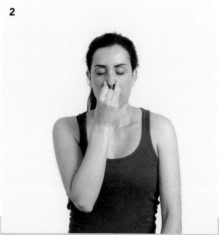

1 Sentado con las piernas cruzadas, coloca un pequeño cojín bajo de las nalgas si te es más cómodo. Forma el *Vishnu Mudra*: dobla el índice y el dedo medio de la mano derecha.

2 Con el pulgar de la mano derecha, cierra la fosa nasal derecha. Inspira a través de la fosa nasal izquierda.

3 Cierra la fosa nasal izquierda con el dedo anular y espira por la fosa nasal derecha

4 Luego inspira a través de la fosa nasal derecha y espira por la fosa nasal izquierda. Cambia tu fosa nasal cada vez que espires. Hazlo 10 veces en cada lado. Termina con una espiración a la izquierda, luego respira con ambas fosas nasales. Termine la sesión con relajación (ver páginas 39-40)

3

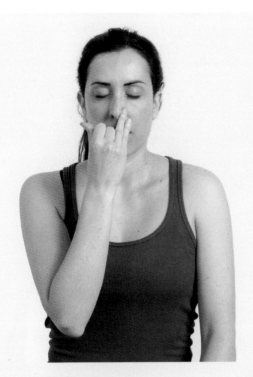

BENEFICIOS

▲ Libera la tensión
  del cuerpo.
▲ Promueve la digestión.
▲ Previene migrañas y
  rinitis.
  Alivia el dolor de cabeza
▲ Reduce el asma.
▲ Equilibra los hemisferios
  cerebrales.
▲ Desarrolla la
  concentración
  y las habilidades
  intelectuales.
▲ Alivia la mente al reducir
  la fatiga.
▲ Reduce el estrés,
  la fatiga, la ansiedad
  y la depresión.

4

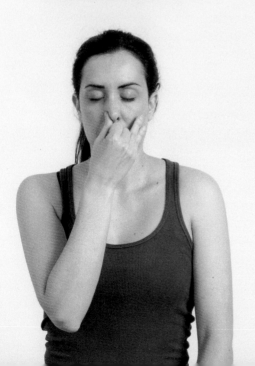

CONSEJOS

• Sonarse la nariz antes de
  comenzar la práctica.
• Mantener la cabeza y la
  espalda derechas.
• Suelta el hombro, no hagas
  ningún esfuerzo. Deje que
  el brazo descanse sobre las
  costillas. Relaja la cara.
• Mantente concentrado en tu
  aliento.

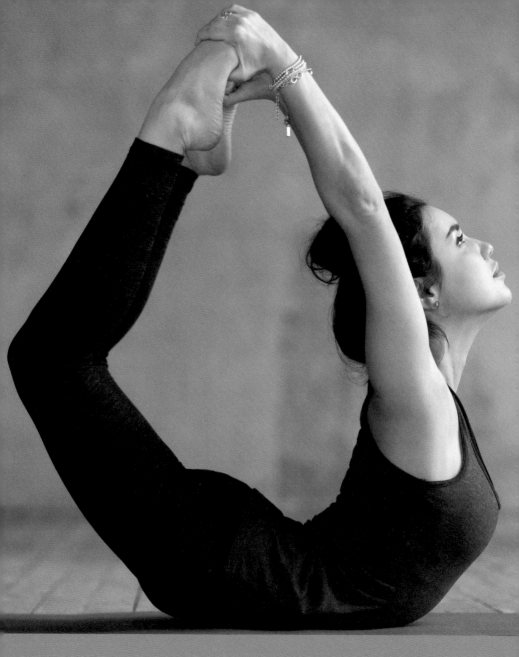

CONSEJOS

- Comienza tu sesión antes del desayuno, con el estómago vacío.
- Practica en una habitación silenciosa y aireada.
- Respira por la nariz, observa los tiempos de retención de la respiración, pulmones llenos o pulmones vacíos.
- Inspira y espira profundamente entre cada postura.
- Mima tu cuerpo y no fuerces nunca el movimiento.
- Sal de las posturas lentamente.
- Termina tu sesión con una relajación.

Por la mañana
Sesión para nivel avanzado
20 minutos

LA SESIÓN

1 Tonifica tu cuerpo
con la postura de la Palmera -
Prapada Tadasana

2 Fortalece tu equilibrio
con la postura de la Silla -
Utkatasana

3 Revitalizar
con la postura
del Triángulo invertido -
Parivritta Trikonasana

4 Desarrolla fuerza y energía
con la postura del Guerrero II y III -
Virabhadrasana

5 Concentración
con el Saludo al Sol -
Suryanamaskara

6 Elimina el estrés
con un ejercicio de respiración -
Kapalabhati

7 Relajación y energía
con la postura de la Rodilla
en el pecho -
Ekepada Pavanamuktasana y
Ekepada Uttanpadasana

8 Abre tus caderas
con la postura del pie a la Cabeza -
Padangustha Mukha Sparshasana
y la del medio Puente -
Setu Bandhasana

9 Autocontrol
con la postura del Saltamontes -
Salabhasana

10 Estimula tu energía
con la postura del Arco -
Dhanurasana
y despierta tu energía vital
con la postura de la Pinza -
Paschimottanasana (ver pág. 120)
y respiración *Kapalabhati*
(ver pág. 56)

11 Libera las tensiones
con la postura de la Torsión -
Matsyendrasana
y goza de una relajación profunda
con la relajación (ver pág. 39-40)

1 Tonifica tu cuerpo
con la postura de la Palmera
Prapada Tadasana

El árbol es el símbolo de la vida. Cuando haces la postura de la Palmera, eres como una antena que conecta la Tierra con el Cielo. En esta postura –que parece fácil, pero que requiere una práctica correcta–, la inspiración y la retención de la respiración tienen un papel importante, así como la inmovilidad del cuerpo y el silencio de la respiración.

Es una postura de gran eficiencia. La palmera vive cien años y la práctica de *Tadasana* es una escuela de resistencia.

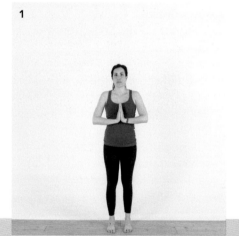

1

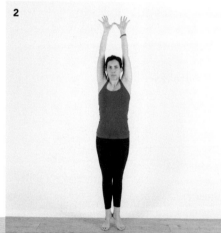

2

1 De pie, espalda recta. pies entreabiertos a la altura de la pelvis, une las manos delante del pecho, cruza los dedos, junta los dedos índice.

2 Inspira, pisa de puntillas, junta los talones y levanta los brazos verticalmente, "cubre" las orejas con los brazos. Mantén los pulmones llenos de aire durante 7 segundos, extiende las palmas de tus manos mientras continúas conteniendo la respiración. Los pulgares se tocan y los dedos se separan.
Levanta el pecho y mueve las costillas. Aprieta los músculos de los glúteos para mantener un equilibrio perfecto.

3 Espira, dobla las rodillas, apóyate en la punta de los pies, la espalda recta. Mantiene la respiración con los pulmones vacíos durante 7 segundos. Inspira, levante y suelta.

3

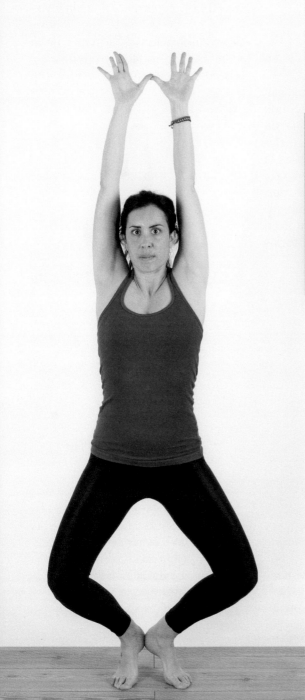

BENEFICIOS

▲ Estira, tonifica y equilibra todo el cuerpo.
▲ Fortalece los músculos de las piernas.
▲ Estimula el arco.

CONSEJOS

• Cuando estires tus brazos hacia el cielo, concéntrate mentalmente en tu ombligo.
• En la fase final, contén la respiración, eleva las costillas los dedos hacia arriba.

2 Fortalece tu equilibrio

con la postura de la Silla
Utkatasana

En sánscrito, *Utkata* significa "salvaje, aterrador". La Silla es una postura poderosa de la familia de estiramiento en cuclillas que incluye muchas variaciones. Simboliza la fuerza, la voluntad, el enraizamiento. Es un ejercicio de limpieza de todo el cuerpo centrado en el estiramiento y el flujo de energía. Sentados en esta silla invisible, liberamos todas las tensiones, encontrando calma y serenidad.

Contraindicaciones: ciática, dolor en la cadera, rodillas y tobillos; osteoartritis, hipotensión.

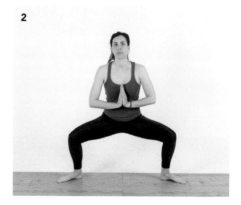

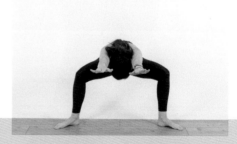

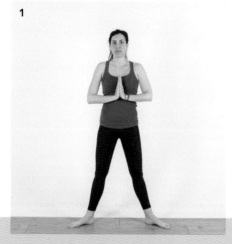

1 De pie, manos frente al pecho, piernas abiertas, pies hacia afuera unos 30 grados. Inspira.

2 Espira mientras doblas las piernas; las rodillas se desvían en el eje de los pies. Mantenga la espalda recta. Desciende lentamente hasta que las caderas estén al mismo nivel que las rodillas: las piernas están en ángulo recto y la mirada horizontal. Mantén la presión en las palmas de tus manos, esto te ayudará a estabilizar tu postura y alinear tu espalda.

CONSEJOS
- Concéntrate en tus soportes y asegúrate de mantener la espalda recta mientras inclinas la pelvis.
- Es importante no redondear la espalda mientras se mantienen las curvaturas naturales de la columna para que la respiración se relaje.
- Empuje los glúteos hacia atrás desde el ombligo y empuje los brazos en la dirección opuesta.
- Mantenga ambas direcciones firmemente, conteniendo la respiración.

4

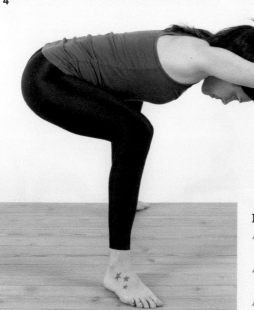

BENEFICIOS
▲ Estira la columna vertebral y los músculos de la espalda.
▲ Estimula los órganos abdominales.
▲ Fortalece los músculos de las piernas y el equilibrio.
▲ Reafirma las plantas de los pies.
▲ Activa la circulación sanguínea y elimina toxinas.

3 Inspira, empuja los glúteos hacia atrás, flexiona la pelvis.
4 Espira, extiende los brazos frente a ti y sostén el busto entre los muslos. Mantén la respiración con los pulmones vacíos durante 7 segundos.

Inspira, endereza el busto, brazos por encima de la cabeza. Empuja en el suelo. Espira y suelta los brazos.

3 Revitalizar
con la postura
del Triángulo invertido
Trikonasana

Las posturas no se limitan al cuerpo, sino que nos hacen conscientes de su relación con el mundo al enriquecer nuestro diagrama corporal. Nos ayudan a encontrar nuestro lugar en el universo. Manos y pies que representan el Cielo y la Tierra, *Trikonasana* simboliza su unión.

Esta postura proporciona un estiramiento intenso de todos los músculos del costado del cuerpo. Hace hincapié en la lateralización, ayuda a equilibrar y estimular la circulación de las energías en los dos canales: *Ida nadi* (lado lunar) y *Pingala* (lado solar).

Contraindicaciones: mareos y lumbalgias.

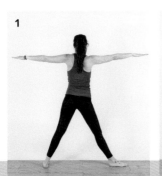
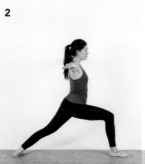
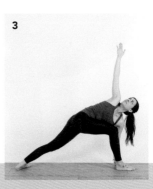

1 De pie, con las piernas estiradas, gira la pierna derecha 90 grados, con el pie hacia afuera.
Alinea el talón derecho con el talón izquierdo o con la mitad del pie izquierdo, si esto mejora su estabilidad. Empuja la parte superior de la cabeza hacia el cielo. Inspira y abre ambos brazos horizontalmente.

2 Espira, gira el pecho a la derecha. Dobla la rodilla derecha, el muslo paralelo al suelo.

3 Coloca tu mano izquierda dentro del pie derecho, levanta el brazo derecho verticalmente. Mira la mano derecha hacia arriba. Presiona sobre el pie izquierdo para obtener una mejor apertura de todo el lado izquierdo.
El cuello permanece alineado en el eje de la columna vertebral. Mantén la respiración con los pulmones vacíos. Inspira, levanta y suelta.

4 Repite la postura girando el busto hacia la izquierda.

BENEFICIOS
- ▲ Mejora la flexibilidad de la columna vertebral.
- ▲ Relaja los músculos intercostales.
- ▲ Estira los músculos laterales del tronco, las caderas y los isquiotibiales (músculos de la parte posterior de los muslos).
- ▲ Masajea los órganos abdominales.
- ▲ Aumenta la estabilidad y equilibra el sistema nervioso.
- ▲ Reduce el estrés.

4

CONSEJOS
- • Puede permanecer en la postura durante respiraciones profundas y constantes respirando por el lado izquierdo y luego por el lado derecho completo.
- • Inspira y exhale profundamente con cada cambio de postura.

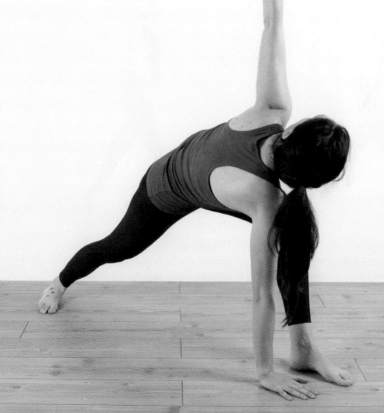

4 Desarrolla fuerza y energía

con la postura de Guerrero II
Virabhadrasana

Símbolos de estabilidad, estas posturas tónicas y exigentes forjan confianza y apuntan a fortalecernos. Las posturas del Guerrero tienen tres versiones. Cada uno de ellos aumenta la fuerza de retención del cuerpo. Al practicarlos, cultivamos el espíritu del guerrero que debe entrar en acción, nos volvemos más combativos y más armados para enfrentar las dificultades.

La postura del Guerrero II es el nombre de un guerrero feroz, una encarnación de Shiva, representado con mil cabezas, mil ojos y mil pies.

Contraindicaciones: fragilidad de la rodilla, prótesis de cadera.

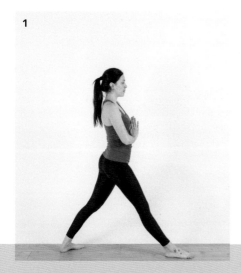

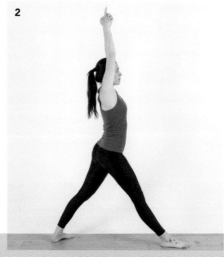

1 De pie, los pies asentados en la base, la cabeza y espalda bien erguidas. Une las manos frente al pecho. Avanza la pierna derecha un metro.

2 Inspira, levanta los brazos, cruza los dedos, junta los dedos índices.

3 Espira, dobla la rodilla derecha y retrocede la pierna izquierda, desciende. Haz 3 respiraciones profundas. Suelta tirando de la pierna hacia atrás. Inspira y espira profundamente. Repite la postura con la pierna izquierda.

3

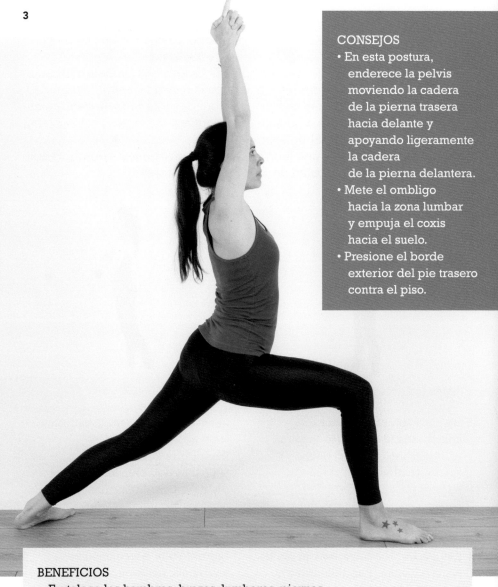

CONSEJOS

• En esta postura,
  enderece la pelvis
  moviendo la cadera
  de la pierna trasera
  hacia delante y
  apoyando ligeramente
  la cadera
  de la pierna delantera.
• Mete el ombligo
  hacia la zona lumbar
  y empuja el coxis
  hacia el suelo.
• Presione el borde
  exterior del pie trasero
  contra el piso.

BENEFICIOS

▲ Fortalece los hombros, brazos, lumbares, piernas
  y plantas.
▲ Aumenta la frecuencia cardíaca y estimula la circulación sanguínea.
▲ Activa el aliento samana, responsable del fuego
  en el cuerpo.
▲ Mejora el sentido del equilibrio y aumenta la concentración.
▲ Proporciona estabilidad interna y confianza en ti mismo.

…y la del Guerrero III
Virabhadrasana III

Al igual que con el Guerrero II, esta postura ayuda a fortalecer el cuerpo y añade el trabajo sobre el equilibrio y la cohesión corporal de tronco, brazos y piernas. Hay una fuerte exigencia sobre los músculos de la espalda y los glúteos; es una postura exigente cuando se lleva a cabo correctamente.

El Guerrero III ayuda a mantenerte concentrado y a vivir la humidad, sin quedar enredado en pensamientos inútiles.

Contraindicaciones: vértigo, debilidad de los tobillos.

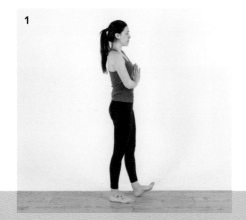

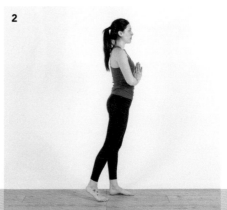

1 De pie. Pies sobre el suelo, comprueba tu equilibrio. Inspira, une las manos frente al pecho y avanza el talón izquierdo medio paso, el pie en flexión.

2 Espira, lleva todo el peso del cuerpo en la pierna delantera. El talón trasero se levanta al mismo tiempo. Dobla ligeramente el tronco hacia adelante para alinearte con la pierna trasera. Mueve la barbilla más cerca del cuello.

3 Inspira, extiende los brazos por encima de la cabeza a cada lado de las orejas. La pierna trasera está alineada con el busto, la cabeza y los brazos.

4 Espira, gira tu cuerpo alrededor de la cadera izquierda hasta que esté paralelo al suelo. Permanece en esta posición 2 o 3 respiraciones profundas.

Inspira, incline el cuerpo para que bascule en la dirección opuesta y vuelva a la posición de pie. Deja caer los dedos del pie derecho, luego el talón, y encuentra tu apoyo en ambas piernas, relaja los brazos. Repite la postura avanzando el talón derecho.

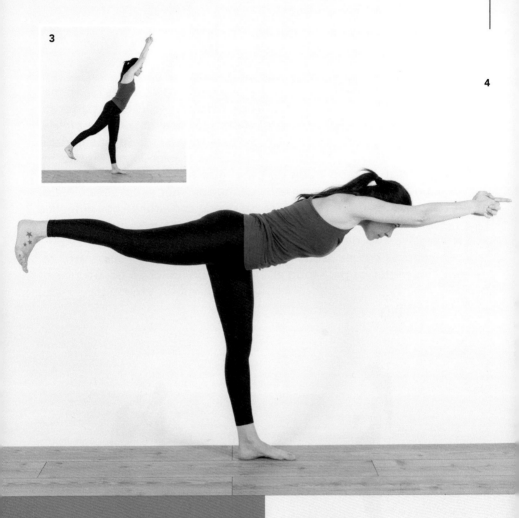

3

4

CONSEJOS

- La pierna trasera tiende a permanecer cerca del suelo. Para mantenerla horizontal, levántala y verás que el tronco sigue necesariamente el movimiento.
- La alineación de la pierna con el tronco es una posición fisiológica natural. La dificultad es mantener esta alineación horizontal.
- Gana todos tus músculos para luchar contra la gravedad.

BENEFICIOS

- ▲ Fortalece los hombros, brazos, lumbares, piernas y las plantas de los pies.
- ▲ Aumenta la frecuencia cardíaca y estimula la circulación sanguínea.
- ▲ Activa la respiración *samana* para estabilizar la postura.
- ▲ Mejora la concentración y el sentido del equilibrio.
- ▲ Proporciona auto confianza y estabilidad interna.

5 Concentración
con el Saludo al Sol
Suryanamaskar

Los yoguis llevan a cabo tradicionalmente un Saludo al Sol todas las mañanas, de cara al sol naciente. Esta postura es un agradecimiento al Sol como fuente de vida, pero también consiste en una secuencia de ejercicios perfectos para todo el cuerpo.

Hay muchas variantes más o menos difíciles. Aquí, cada parte del cuerpo se moviliza, estimula y relaja.

Esta sucesión de posturas debe realizarse siguiendo un preciso ritmo respiratorio, con mucha concentración. Repetido varias veces, se puede convertir en una auténtica sesión de yoga.

Contraindicaciones: embarazo, hipertensión, dolor en las articulaciones de hombros y muñecas.

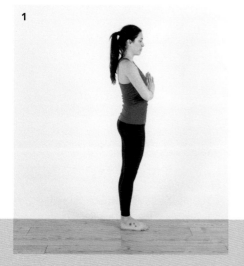

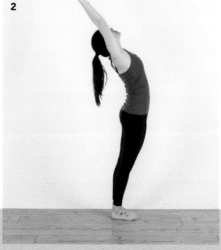

1 De pie con las piernas juntas, pies firmes sobre el suelo, las manos unidas delante del pecho.

2 Inspira, levanta los brazos, abre las manos, mantén los pulgares en contacto, extiende bien los dedos, estírate hacia atrás, la barbilla hacia arriba.

3

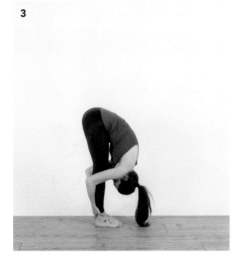

4

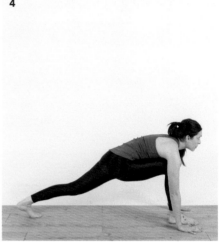

5

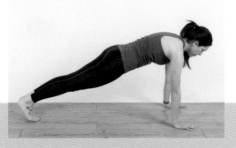

6

3 Espira, empuja hacia atrás los glúteos y avanza hacia adelante, coloca tus manos a cada lado de los pies, dobla las rodillas si es necesario.

4 Inspira, empuja la pierna izquierda hacia atrás, endereza la cabeza, abre el pecho.

5 La pierna derecha se une a la pierna izquierda; mantén la postura.

6 Espira, inclina la pelvis hacia atrás, sube los glúteos hacia arriba, empuja los talones contra el suelo, empujando las manos.

7

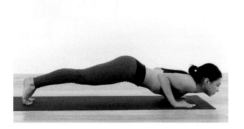

8

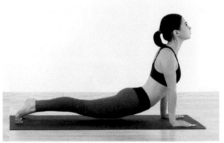

9

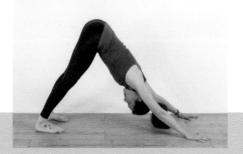

10

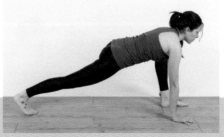

7 Dobla las rodillas sin mover las manos, siéntate sobre los talones, mueve la barbilla y el esternón hacia delante, extiende los codos. Avanza lentamente, el mentón afeita el suelo.

8 Inspira, apoyada sobre tus brazos, levanta tu pecho todo lo posible.

9 Espira, mueve la pelvis hacia atrás, sube los glúteos hacia arriba, empuja los talones contra el suelo y empuja las manos.

11

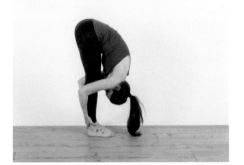

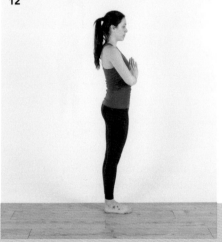

12

BENEFICIOS

▲ Fortalece el sistema inmunitario.
▲ Promueve el sueño y mejora la memoria.
▲ Genera dinamismo y alivia la ansiedad.
▲ Tonifica el sistema nervioso.
▲ Proporciona fuerza, energía y longevidad.

CONSEJOS

• Mantén la concentración y practica lentamente cada gesto.
• Sincroniza tu respiración con cada movimiento.
• Imagina un sol brillando frente a ti, recibes su luz y calor, te sientes lleno de energía.

10 Inspira, lleva la pierna izquierda hacia adelante, el pie lo más cerca posible de las manos, endereza la cabeza, abre el pecho.

11 Espira, el pie derecho se une al pie izquierdo, estira las piernas, acerca el pecho hacia a las piernas.

Suelta la cabeza, los brazos y los hombros.

12 Inspira, levanta suavemente mientras la espalda se va relajando, cierra tus manos frente al pecho. Repite la postura empujando la pierna derecha hacia atrás.

6 Elimina el estrés

con un ejercicio de respiración *Kapalabhati*

La técnica de *Kapalabhati* consiste en una rápida sucesión de espiraciones vigorosas y ruidosas, realizadas por una fuerte contracción de los músculos abdominales hacia la columna vertebral. Estas repentinas expulsiones de aliento se suceden en una ráfaga. La inspiración, mientras tanto, es pasiva, el momento en que los músculos abdominales se relajan para contraerse inmediatamente.

Cada contracción empuja el diafragma hacia la cavidad torácica al expulsar el aire de los pulmones hacia la parte superior de la cavidad nasal.

Esta técnica de respiración brinda un estado de paz y armonía.

Contraindicaciones: embarazo, operación abdominal reciente.

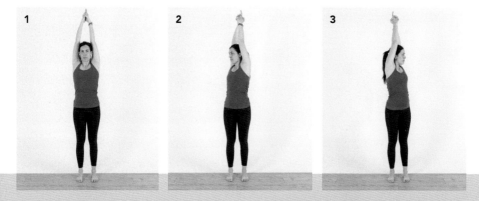

De pie, las piernas abiertas a la altura de la pelvis, endereza la espalda, estira el cuello, empuja la parte superior de la cabeza hacia el cielo. Haz una respiración pectoral profunda, levanta las costillas y manténlas elevadas durante toda la práctica (ver pág. 00)
Espira contrayendo los músculos abdominales y empuja el ombligo hacia la columna vertebral para levantar el diafragma y expulsar el aire.
Haz 10 respiraciones.

1 Inspira, levanta tus brazos verticalmente y une las palmas de tus manos.
2 Gira el tronco hacia la derecha con 10 respiraciones. Vuelve mientras sigues las respiraciones dinámicas.
3 Sin interrumpir las respiraciones, gira el tronco hacia la izquierda. Haz 10 respiraciones.
4 Inclina el tronco hacia adelante, relaja la cabeza, hombros y brazos. Respira en silencio y en cada espiración, relaja un poco más la parte inferior de la espalda.

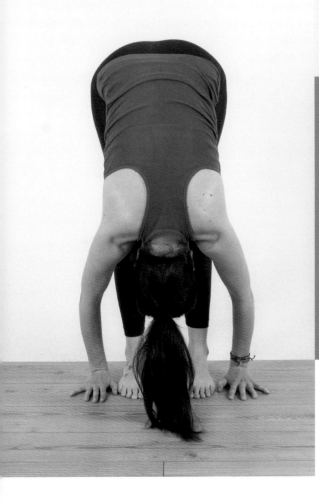

4 BENEFICIOS
- ▲ Limpia las vías respiratorias.
- ▲ Mejora la ventilación pulmonar.
- ▲ Aumenta la oxigenación del cuerpo y purifica la sangre.
- ▲ Reduce el estrés y refuerza la lucidez y la atención.
- ▲ Proporciona una sensación de bienestar.

CONSEJOS
- • Lo mejor es sonarse la nariz antes de comenzar la práctica.
- • ¡No intentes espirar completamente! No es el volumen de aire expulsado lo que cuenta, sino la contracción potente e instantánea de los abdominales.
- • Para contraer los músculos abdominales... ¡no es necesario contraer la frente! Relaja la cara.

7 Relajación y energía

con la postura de rodilla a pecho
Ekapada Pavanamuktadsana
y *Ekapada Uttanpadasana*

Pavanamukta proviene del sánscrito *pavan* ("viento") y *mukta* ("liberación"), de ahí su nombre "postura que libera los vientos". Por "viento" se entiende tanto el aire acumulado en el abdomen como el aire contenido en las articulaciones. Cuando la rodilla comprime el abdomen, permite expulsar las bolsas de aire en el abdomen (producidas por la digestión), pero también las de la cápsula sinovial de la articulación de la rodilla o la cadera. Esta postura por lo tanto tiene una acción purificadora.

Contraindicaciones: prótesis de cadera e inflamación de la rodilla.

1

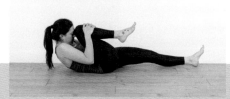

2

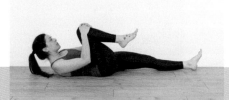

3

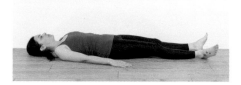

Ekapada Pavanamuktasana
1 Tumbado de espaldas, con las piernas apretadas y el cuello estirado, pon los brazos a los lados, las palmas de las manos apoyadas en el suelo. Dobla la rodilla derecha. La pierna izquierda permanece tensa, el talón hacia delante.
2 Inspira, levanta la cabeza y los hombros, coge la rodilla derecha con las manos.

3 Espira, tira la rodilla derecha hacia el pecho y levanta los codos, acercando la rodilla a la frente. Quédate 10 segundos de retención con los pulmones vacíos, metiendo el estómago y apretando la barbilla sobre el esternón. Relaja. Repite doblando la rodilla izquierda.

CONSEJOS
• Mantén la barbilla metida
  para proteger las vértebras
  cervicales.
• Aprieta tu pierna tendida
  en el suelo.

BENEFICIOS
▲ Libera los músculos profundos
  de la columna vertebral.
▲ Relaja la región lumbar.
▲ Mejora todas las funciones
  digestivas.
▲ Libera gases intestinales.
▲ Combate el estreñimiento.
▲ Ralentiza la frecuencia cardíaca.
▲ Ayuda a relajar y calmar la
  mente.

1

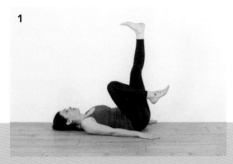

2

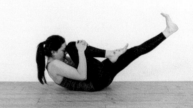

Ekapada Uttanpadasana

1 Inspira, dobla ambas rodillas
  sobre el pecho, extiende la pierna
  izquierda, el talón hacia arriba.
2 Espira, levanta la cabeza y los
  hombros, aprieta la rodilla derecha
  hacia el pecho y los codos hacia
  arriba. Baja lentamente la pierna
  izquierda y retén la respiración con
  los pulmones vacíos.
  Relájate y respira profundamente.

Repite, extendiendo la pierna
derecha.
Relaja con la región lumbar en el
suelo y disfruta de la relajación del
pliegue inguinal.

8 Abre tus caderas

con la postura
del Pie a la cabeza
Padangustha Mukha Sparshasana
y la del medio Puente
Ardha Setu Bandhasana

La postura del pie a la Cabeza
La postura del pie "tocando la cara"
es exigente: requiere esfuerzo, ritmo y regularidad, lo que amplifica la
vibración y la energía que circula en
el cuerpo.

El papel de la respiración es muy
importante en esta postura que requiere una disciplina, así como un
deseo de perfección y conquista
de uno mismo. La relajación al final
de la postura proporciona una sensación de bienestar profundo.

Contraindicaciones: fragilidad de la
rodilla, osteoartritis, prótesis de cadera.

1

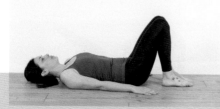

2

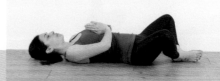

1 Acuéstate de espaldas, con las
  piernas apretadas, los brazos
  alrededor del cuerpo, el cuello bien
  extendido en el suelo, dobla las dos
  rodillas.
2 Deja que las rodillas se abran en
  cada lado, junta las manos delante
  del pecho.
3 Inspira, levanta la cabeza y los
  hombros, levanta el pie izquierdo,
  tócalo con ambas manos, extiende

los codos y acerca el pie a la
cabeza.
4 Espira, levanta gradualmente el pie
  izquierdo hacia la parte superior
  de la cabeza. La rodilla derecha
  permanece abierta en el suelo.
  Toca la frente con tu pie. Retén la
  respiración con los pulmones vacíos
  entre 3 y 7 segundos. Relaja.
  Repite la postura levantando el pie
  derecho.

3

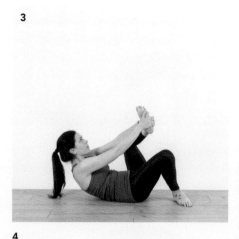

4

BENEFICIOS
▲ Estira los abductores.
▲ Abre las caderas.
▲ Relaja los músculos posteriores de las piernas.

CONSEJOS
• Respetar las inspiraciones, espiraciones y las retenciones de los pulmones vacíos.
• Para cuidar los ligamentos de la cadera, evita permanecer demasiado tiempo en esta postura.
• No tires del pie hacia ti, levántalo sobre la cabeza.

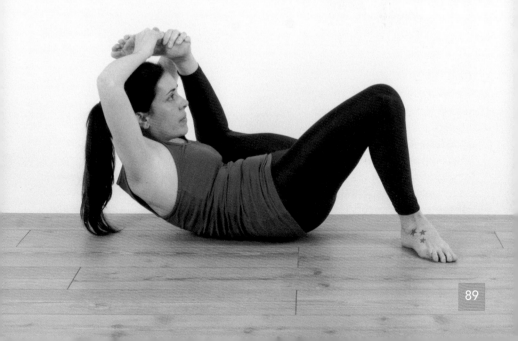

La postura del medio Puente
Ardha Setu Bandhasana

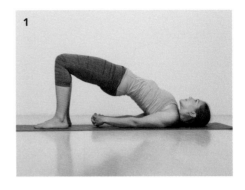

El propósito de esta postura es construir un puente sólido para superar los obstáculos enraizando los pies, los brazos, los hombros y la cabeza. El centro de nuestras emociones, ubicado detrás del ombligo, se estimula y ayuda a liberar la tensión emocional.

El medio Puente forma parte de la familia de posturas invertidas. Su práctica promueve el flujo de energía desde la base de la columna vertebral hasta el cuello, aumenta la confianza y permite el autocontrol.

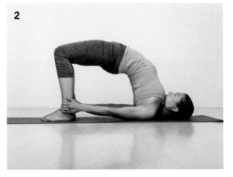

Contraindicaciones; hernia lumbar, ciática, tortícolis, capsulitis.

1 Acuéstate de espaldas, dobla las dos rodillas, acerca los talones a los glúteos, coloca las palmas de las manos sobre el suelo. Alinea la cabeza con el cuerpo, la barbilla ligeramente metida.

2 Inspira, descansa sobre los pies y las manos, levanta lentamente los glúteos y luego la parte lumbar y dorsal. Mueve los omóplatos lejos del suelo para descansar el peso corporal en los hombros y el cuello.

3 Mantén la postura tan cómoda como puedas mientras respiras con calma. Espira, desciende dejando caer la espalda vértebra a vértebra.

BENEFICIOS

▲ Aumenta el tono muscular posterior. Fortalece los glúteos.

▲ Mejora la flexión de la cadera, la apertura torácica y las alas ilíacas.

▲ Drena el hígado, el bazo, el corazón y el estómago.

▲ Regenera por inversión de la circulación sanguínea y linfática.

▲ Estimula la vascularización de la pelvis y el abdomen.

▲ Promueve el retorno venoso.

▲ Actúa sobre el colon y los órganos digestivos.

▲ Promueve el paso de energía a través del eje vertebral.

▲ Libera el plexo solar, zona de tensión emocional.

CONSEJOS

• Empuja firmemente los pies en el suelo para maximizar la postura en la parte delantera del cuerpo. Dirige el pubis hacia arriba.

• Al dejar caer la parte posterior, visualiza el retorno de cada vértebra. Siente el estiramiento lumbar y luego el dorsal.

• Relaja el vientre, manteniendo el tono del suelo pélvico.

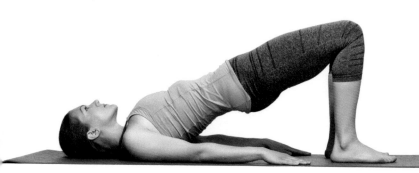

9 Autocontrol
con la postura de Saltamontes
Salabhasana

En esta postura las piernas simbo-
lizan las alas del saltamontes. La
fuente de energía se encuentra en
la raíz de la columna vertebral, en el
chakra muladhara.

Esta postura es una de las más
efectivas para producir transforma-
ciones físicas y espirituales que actúan como una fuerza de curación.
Esta postura, conocida también
como la de la "Langosta", completa
y amplía los efectos obtenidos de la
asana de la Cobra (ver pág. 00).

Contraindicaciones: embarazo, hinchazón gástrica.

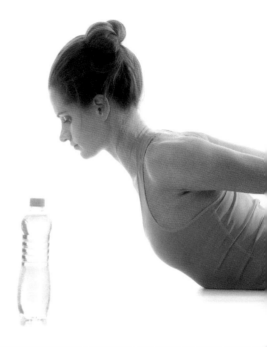

1 Acuéstate boca abajo, con las
   piernas juntas, la frente apoyada
   en el suelo y los brazos alrededor
   del cuerpo, con las palmas hacia
   arriba.
2 Inclina la pelvis al apretar el área
   púbica contra el suelo. Aprieta los
   puños y colócalos debajo de los
   muslos. Pon el mentón en el suelo.
   Haga algunas inspiraciones y
   espiraciones en esta posición.
3 Inspira, quita las piernas y
   mantenlas estiradas y apretadas
   lo más alto posible. Contén la

respiración con los pulmones
llenos durante 6 segundos y luego
descansa lentamente las piernas.
4 Coloca y presiona firmemente las
   manos planas en el suelo a cada
   lado de los muslos.
   Inspira y levanta la cabeza, los
   hombros y la parte superior del
   pecho, junto con las piernas y los
   muslos.
   Regresa suavemente a la posición
   inicial mientras espiras.
   Inspira y espira profundamente
   varias veces.

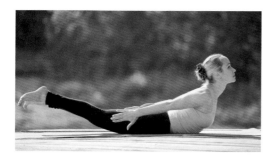

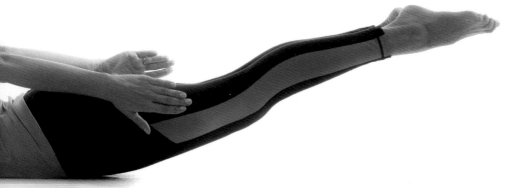

BENEFICIOS

▲ Fortalece el cinturón abdominal, los músculos de la espalda y los de la región lumbar.

▲ Masas los órganos internos.

▲ Activa la circulación sanguínea en el área abdominal.

▲ Desarrolla el autocontrol.

CONSEJOS

• No exageres el arco cervical empujando exageradamente la barbilla.

• Ánimo: con el apoyo de ambas manos, levantar el peso de las piernas no es insuperable.

10 Estimula tu energía
con la postura del Arco
Dhanurasana

La postura del Arco se refiere al arco de Shiva y encarna las cualidades de la virtud y la verdad. Este símbolo del arco, *dhanu* en sánscrito, está muy presente en la mitología india. De hecho, el tiro con arco requiere habilidad, precisión y una gran estabilidad interior. Nos dirigimos es a la apertura del corazón.

Dhanurasana es una postura de extensión que estimula la energía en la caja torácica. Este estiramiento, que mezcla las posturas de la Cobra y el Saltamontes (o la Langosta), desarrolla la resistencia.

Contraindicaciones: patologías lumbares, osteoartritis de las caderas y los hombros, en caso de embarazo o de hinchazón gástrica.

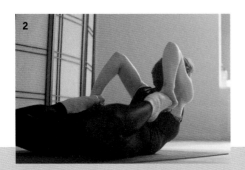
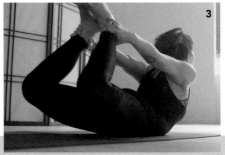

1 Acuéstate boca abajo, las piernas y brazos estirados y ligeramente separados. Con las palmas de las manos apoyadas en el suelo, apoya la frente en el suelo.
2 Dobla ambas rodillas, lleva los pies a los glúteos y agarra los tobillos.
3 Inspira, levanta la cabeza y la parte superior del pecho sin contraer el cuello y levanta los pies. Solo el abdomen permanece en contacto con el suelo.
4 Extiende los brazos empujando las piernas hacia atrás. Expande el pecho y mira hacia adelante. Dirige tu concentración hacia la pelvis. Espira y regresa lentamente a la posición acostada sobre su estómago.

CONSEJOS

- Para evitar el arqueamiento, empuja el pubis contra el suelo y contrae los glúteos para tirar de la pelvis ligeramente hacia atrás.
- Mantén firmes los brazos.
- Levanta el busto al mismo tiempo que las piernas mientras mantienes el equilibrio sobre el ombligo.

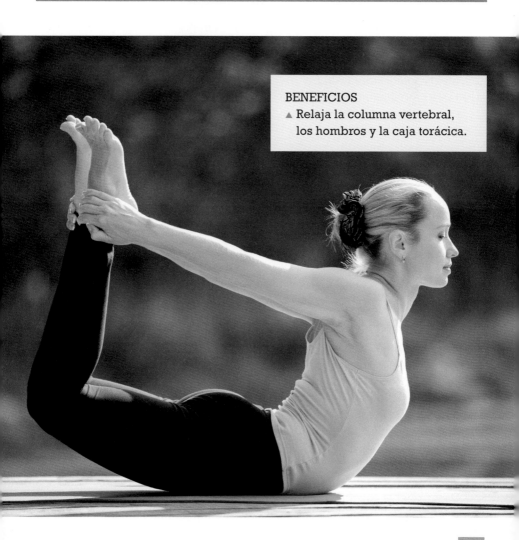

BENEFICIOS

▲ Relaja la columna vertebral, los hombros y la caja torácica.

11 Libera las tensiones
con la postura de la Torsión
Matsyendrasana

Según la leyenda, Shiva enseñó la filosofía del yoga a su esposa Parvati en el borde de un lago, un pez lo escuchó y hoy los peces siguen esta postura, integradora de las enseñanzas yóguicas.

La torsión sentada es una de las mejores posturas del hatha yoga. Suave y armoniosamente le da un acentuado movimiento de torsión hacia la derecha y luego hacia la izquierda. Este masaje lateral de efecto revitalizante también permite evitar la sacralización de la quinta lumbar con el sacro.

Contraindicaciones: inflamación, lesión reciente o crónica de la espalda, ciática aguda, apendicitis, operación abdominal reciente, fin del embarazo.

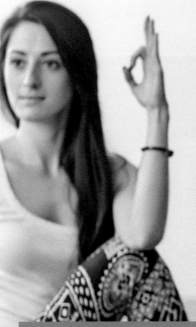

BENEFICIOS
▲ Mejora la movilidad de la columna vertebral y las caderas.
▲ Ayuda a aliviar la tensión en las capas profundas de los músculos de la espalda.
▲ Estimula la función renal y la función pancreática.
▲ Favorece la movilidad torácica y la respiración costal.
▲ Desarrollar la concentración.

CONSEJOS
• Comienza por hacer tres veces esta asana, manteniendo brevemente la postura. Al cabo de cierto tiempo, amplía la práctica manteniendo la postura y respirando normalmente.
• Mantén la columna en posición vertical.

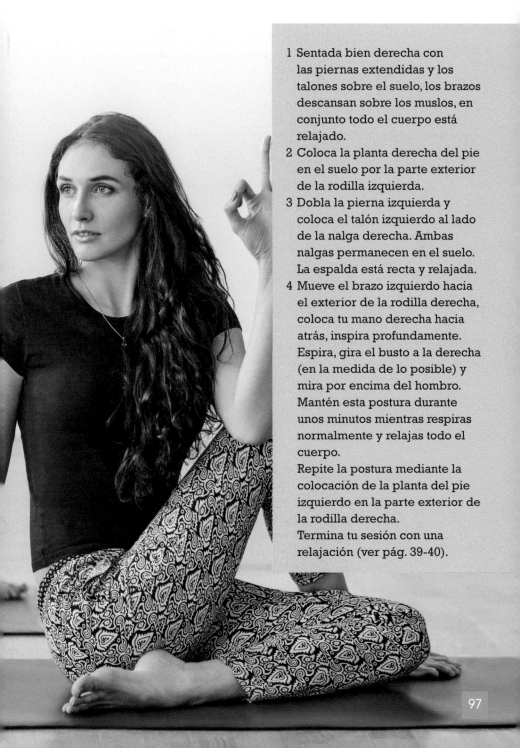

1 Sentada bien derecha con las piernas extendidas y los talones sobre el suelo, los brazos descansan sobre los muslos, en conjunto todo el cuerpo está relajado.

2 Coloca la planta derecha del pie en el suelo por la parte exterior de la rodilla izquierda.

3 Dobla la pierna izquierda y coloca el talón izquierdo al lado de la nalga derecha. Ambas nalgas permanecen en el suelo. La espalda está recta y relajada.

4 Mueve el brazo izquierdo hacia el exterior de la rodilla derecha, coloca tu mano derecha hacia atrás, inspira profundamente. Espira, gira el busto a la derecha (en la medida de lo posible) y mira por encima del hombro. Mantén esta postura durante unos minutos mientras respiras normalmente y relajas todo el cuerpo.

Repite la postura mediante la colocación de la planta del pie izquierdo en la parte exterior de la rodilla derecha.

Termina tu sesión con una relajación (ver pág. 39-40).

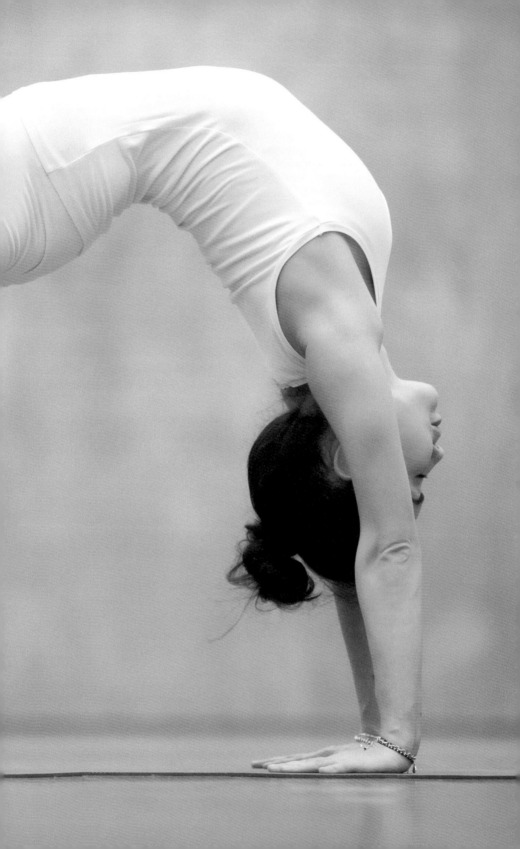

Por la tarde
Sesión para principiantes
De 15 a 20 minutos

LA SESIÓN

1 Relajación
con estiramientos

2 Interiorización
con la respiración Bhramari

3 Asentamiento y equilibrio
con la postura del Árbol -
Vrikshasana

4 Fortalecerte
con la postura del Bastón -
Dwi Hasta Uttana Dandasana
y tonifica
con la postura del medio Puente -
Ardha Setu Bandhasana (ver pág. 88)

5 El reequilibrio de uno mismo
con la postura de Vela -
Sarvangasana

6 Revitalizarte
con la postura del Arado –
Halasana

7 Rejuvenecer
con la postura del Cocodrilo -
Makarasana

8 Deshacerse del estrés
con la postura de la media Pinza -
Ardha Paschimottanasana
y respiración de Kapalabhati
(ver pág. 56)

9 Calma la mente
con la respiración
Nadi Shadhana (ver pág. 66)
**y disfruta de un profundo
bienestar**
con relajación (ver pág. 39-40)

CONSEJOS
• Comienza la sesión con la digestión hecha.
• Practica en una habitación silenciosa y aireada.
• Respira por la nariz, sigue los tiempos de retención de la respiración (,
    pulmones llenos o pulmones vacíos.
• Inspira y espira profundamente entre cada postura.
• Cuida tu cuerpo sin forzar nunca el movimiento.
• Sal de las posturas lentamente.
• Termina la sesión con una relajación.

1 Relájate

mientras practicas estiramientos

Esta sucesión de estiramientos aumenta la movilidad de la columna vertebral.

Las posturas de torsión estimulan el sistema nervioso y restauran una mayor movilidad a la caja torácica. Los estiramientos delanteros vigorizan los isquio tibiales ubicados en la parte posterior de los muslos y promueven la relajación de los músculos profundos de la columna vertebral.

Practicada diariamente, esta secuencia brinda relajación, resistencia, fuerza y serenidad.

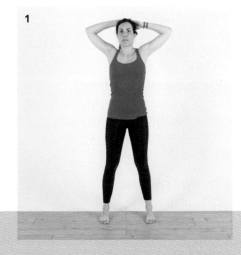

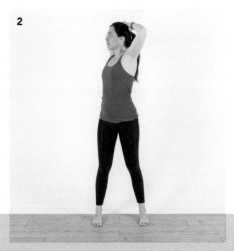

1 De pie, con las piernas abiertas, cruza las manos detrás del cuello y extiende los codos.
Inspira, endereza tu espalda.

2 Espira, gira el busto a la derecha.
Inspira, vuelve del frente.

3 Espira, gira el busto hacia la izquierda. inspira, vuelve del frente.

4 Espira, inclina el busto hacia la pierna derecha manteniendo la espalda plana.
Permanezca unos momentos respirando con los pulmones vacíos, luego alístelo mientras inhala.

5 Exhala, inclina el busto hacia la pierna izquierda, hacia atrás.
Retén la respiración unos momentos con los pulmones vacíos, luego retómala con una inspiración.

6 Flexiona el pecho hacia adelante mientras espiras, la espalda plana.
Suelta los brazos, la cabeza y los hombros.
Regrese lentamente, manteniendo los brazos y el cuello relajados.

3

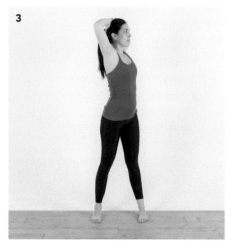

4

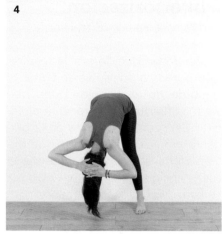

5

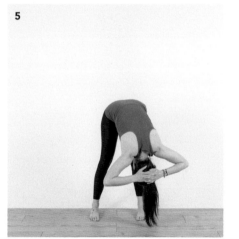

6

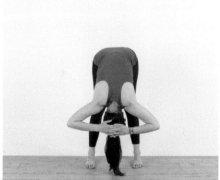

BENEFICIOS
- ▲ Mejora la movilidad pélvica.
- ▲ Suaviza los isquio tibiales.
- ▲ Fortalece la energía de los riñones y la vejiga.
- ▲ Estimula el sistema nervioso.

CONSEJOS
- • Fíjate en la posición de los codos.
- • Junta los omóplatos, manteniendo ambos codos alineados.

2 Interiorización
con la respiración Bhramari

El sonido producido por la respiración *Bhramari* puede verse como el zumbido de una abeja, Tiene que ser más fuerte al inspirar que al espirar. Este zumbido emite en la garganta vibraciones sonoras que actúan sobre la esfera más interna, el cuerpo psíquico.

Estas vibraciones calman y conducen a la serenidad. Sus efectos son similares a los *mantras* (las palabras, o conjunto de palabras) que se repiten de forma que su vibración nos nutre.

CONSEJOS
- Relaja los dedos, sin presionar en la cara.
- Respira por la nariz, aflojando la presión en las fosas nasales con cada respiración.
- Concéntrate en el sonido en tu garganta. Siente como resuena en el cráneo la vibración sonora.
- Concéntrate en el chakra ajna, el tercer ojo, que se sitúa en la frente, entre las cejas.

Cómodamente sentado con las piernas cruzadas, relaja el cuerpo, eleva los codos, pon las manos en la cara y coloca los dedos así:

- los pulgares cierran tus oídos;
- los índices, la vista;
- los dedos medios cerrarán las ventanas de la nariz;
- los meñiques mantienen cerrados los labios y la boca. Mandíbulas relajadas.

Inspira lentamente por la nariz apretando los músculos de la glotis, reduce ligeramente el mentón.

Tras una breve retención de la respiración, espira lentamente en la parte posterior de la garganta, concentrándote en el sonido de la glotis, que se parecerá a un zumbido. Has de insistir en tu espiración, prolongarla y obtener esta vibración que se convierte en un zumbido regular.

Repite 10 veces.

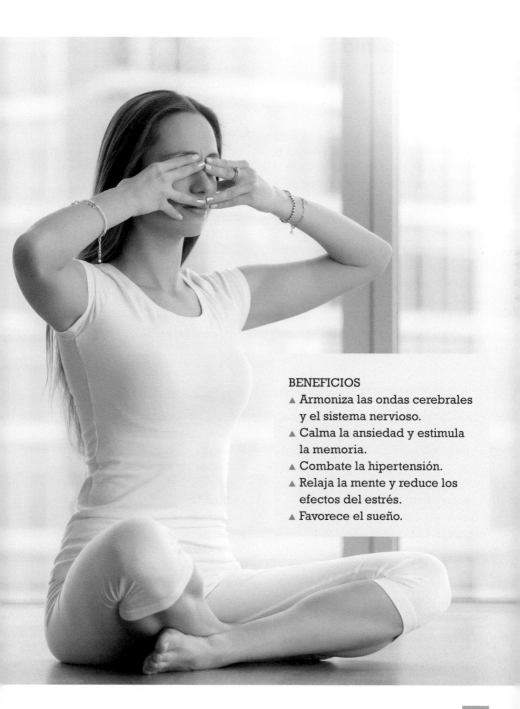

BENEFICIOS
- ▲ Armoniza las ondas cerebrales y el sistema nervioso.
- ▲ Calma la ansiedad y estimula la memoria.
- ▲ Combate la hipertensión.
- ▲ Relaja la mente y reduce los efectos del estrés.
- ▲ Favorece el sueño.

3 Asentamiento y equilibrio

con la postura del Árbol
Vrikshasana

En esta postura de equilibrio, el cuerpo ha de ser tan estable y silencioso como un árbol. Su dimensión simbólica es esencial. Mentalmente encarna un árbol antes incluso de entrar en la postura física. Elígelo, real o imaginario, visualízalo y siente sus cualidades (su fuerza, su belleza, su enraizamiento, su apertura al Cielo).

Mantener el equilibrio requiere una gran concentración. *Vrikshasana* puede parecer difícil de lograr al principio, pero sé persistente y pronto descubrirás que puedes permanecer más tiempo en la postura.

Contraindicaciones: vértigo, pérdida de equilibrio.

BENEFICIOS
▲ Fortalece la bóveda plantar.
▲ Equilibra las energías del cuerpo.
▲ Aumenta la confianza en uno mismo.
▲ Mejora la concentración.
▲ Calma la mente.

1 Lleva el peso corporal sobre el pie derecho. Siente un triángulo de estabilidad debajo de la planta del pie.
Coloque el peso corporal en el centro de este triángulo.
Pon el pie izquierdo contra el interior de la pierna derecha, independientemente de la altura: tobillo, pantorrilla, rodilla o parte superior del muslo. Endereza la cabeza y los hombros.
2 Inspira, une las manos delante del pecho.
Espira, expande la respiración hacia las piernas y los pies. Fija una señal visual al nivel de los ojos.
3 Inspira, levanta los brazos hacia el cielo, a lo largo de las orejas. Presiona los pies en el suelo y extiende los brazos sobre la cabeza. Cruza los dedos y une los dedos índices.
Respira en silencio 5 veces en esta postura.
Sal lentamente de la postura y respira profundamente.
Repite colocando el pie derecho contra el interior de la pierna izquierda.

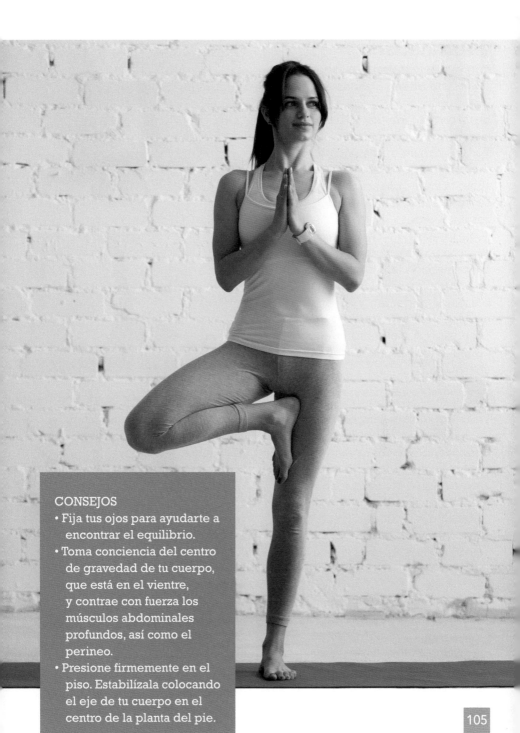

CONSEJOS
- Fija tus ojos para ayudarte a encontrar el equilibrio.
- Toma conciencia del centro de gravedad de tu cuerpo, que está en el vientre, y contrae con fuerza los músculos abdominales profundos, así como el perineo.
- Presione firmemente en el piso. Estabilízala colocando el eje de tu cuerpo en el centro de la planta del pie.

4 Fortalecerte
con la postura del Bastón
Dwi Hasta Uttana Dandasana

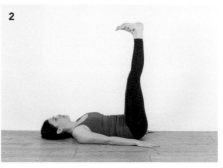

En sánscrito, *danda* tiene muchos significados, además de "palo" o "pilar". En esta postura mantenemos todo el cuerpo lo más recto posible: la parte posterior presionada sobre el suelo, las piernas y los brazos extendidos.

La postura del Bastón es bastante simple, pero requiere una gran concentración e inmovilización de los músculos de las piernas, los brazos, el abdomen y la espalda. Y moviliza el aliento *samana* que está conectado al elemento Fuego, proporcionando así un excedente de energía vital.

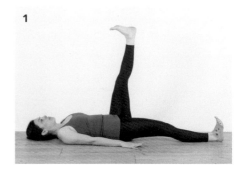

1 Acostado de espaldas, con las piernas apretadas y apretadas, los brazos alrededor de su cuerpo, las palmas sobre los pies, empuja los talones hacia delante. Mete tu barbilla.
Inspira, levanta la pierna izquierda verticalmente, lo más alto posible, manteniéndola tensa y con el talón hacia el cielo. Aguanta la respiración conteniendo los pulmones durante 7 segundos.
Espira lentamente acompañando la pierna hacia el suelo, el talón hacia delante, presionando el lumbar en el suelo.
Inspira, levanta la pierna derecha y mantenla tensa, con el talón hacia arriba. Aguanta la respiración conteniendo los pulmones 7 segundos.
Espira lentamente acompañando la pierna hacia el suelo. Talón adelante, presionando el lumbar en el suelo.

2/3/4 Inspira, levanta ambas piernas 90 grados, levanta los brazos paralelos a las piernas, las palmas hacia adelante. Aprieta el ombligo y baja la espalda hacia el suelo y permanece en los pulmones 7 segundos. Levanta la cabeza, espira y baja los brazos al suelo, luego las piernas.
Repite 3 veces.

3

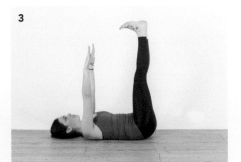

BENEFICIOS

▲ Tonifica y relaja el plexo solar.

▲ Reafirma los músculos de la espalda y los abdominales.

▲ Estira la columna vertebral.

▲ Estimula el sistema digestivo.

CONSEJOS

• Fortalece tus soportes antes de subir las piernas. Ayúdate con la presión de las manos y la zona lumbar sobre el suelo.

• No ye apresures: cuente 4 segundos para subir las piernas y 6 segundos para bajar.

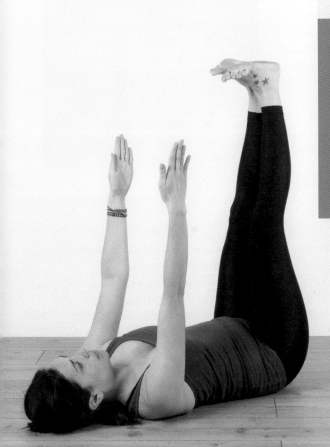

5 Reequilibrio
con la postura de la Vela
Sarvangasana

Sarvangasana significa en sánscrito "cuerpo entero al revés". Esta postura de inversión del cuerpo se realiza en los hombros, lo que permite un trabajo importante en los hombros, el cuello, la columna vertebral y los abdominales. La posición invertida que modifica la circulación de todas las energías, el cuerpo vuelve regenerado. Practicada regularmente, la postura de la Vela permite adquirir el control del cuerpo, el espíritu y el alma.

Contraindicaciones: hipertensión, trastornos cardíacos, enfermedades del hígado o del bazo.

CONSEJOS
• Mantente en la postura siempre que no requiera esfuerzo. Sentirás los estimulantes efectos al cabo de unos minutos.
• Si no puedes llevar las rodillas a la cara, no fuerces. Hay quien se ayuda con una pared, pero no lo recomendamos. Pon los glúteos contra la pared, dobla las piernas y los pies contra la pared. Quita los glúteos del suelo y apoya las palmas de las manos contra la espalda. Levanta ambas piernas a la vez, respira de forma natural de 2 a 7 respiraciones y luego descansa los pies.

1 Acostado boca arriba, los brazos alrededor del cuerpo, apriete y doble sus piernas, con las palmas de las manos en el suelo.
2/3 Espira mientras llevas las rodillas a la cara, apoyando bien tus brazos y manos para mover la pelvis y llevar sus rodillas a la frente.
4 Descansa las palmas de las manos contra tu espalda, los codos contra el suelo, lo más cerca posible y despliega suavemente tus piernas hacia arriba, juntas o una después de la otra.

Si puedes, alinea verticalmente el tronco y las piernas.
Respira silenciosamente.
Para salir de la postura, dobla las rodillas a la cara, las manos apoyadas en el suelo, apóyate en los brazos y las manos para relajar lentamente la parte de atrás (frena el descenso presionando las manos en el suelo).
Mueve la cabeza hacia adelante para dar una vuelta redonda y no crear un tirón. Aguanta así unos minutos.

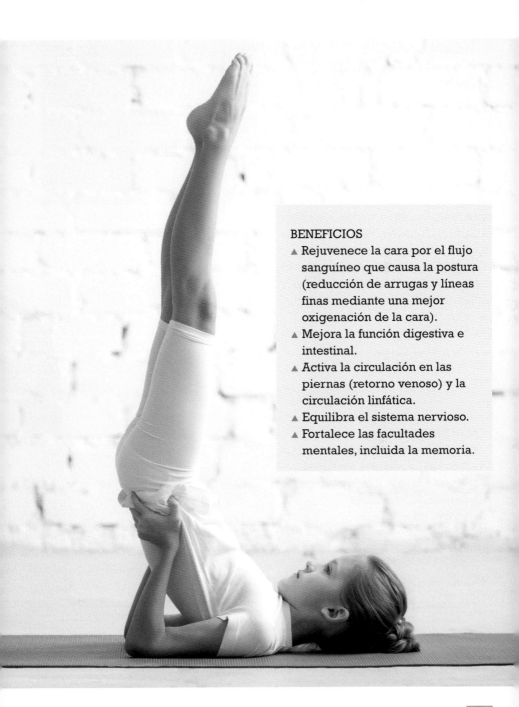

BENEFICIOS
- ▲ Rejuvenece la cara por el flujo sanguíneo que causa la postura (reducción de arrugas y líneas finas mediante una mejor oxigenación de la cara).
- ▲ Mejora la función digestiva e intestinal.
- ▲ Activa la circulación en las piernas (retorno venoso) y la circulación linfática.
- ▲ Equilibra el sistema nervioso.
- ▲ Fortalece las facultades mentales, incluida la memoria.

6 Revitalizarte

con la postura del Arado
Halasana

En sánscrito, *hala* significa "arar". La forma de esta postura evoca la de un arado primitivo, que solo los apretones firmes y los músculos fuertes podrían dirigir. Como la tierra, que debe ser arada cada año para airearla, es necesario trabajar el campo de la mente para que permanezca abierta y receptiva. Hecho en la parte posterior, esta es una de las posturas invertidas más importantes de hatha yoga.

Contraindicaciones: hernia discal, días de menstruación, artritis cervical.

CONSEJOS
- Mantenga sus piernas rectas.
- Relaje el cuello y respire libremente.
- Frene el descenso de las piernas cuando lleva los pies detrás de la cabeza y cuando los baja.

BENEFICIOS
- ▲ Fortalece la correa abdominal.
- ▲ Suaviza la columna vertebral.
- ▲ Masas vísceras, bazo, páncreas y glándulas sexuales.
- ▲ Promueve el tránsito.

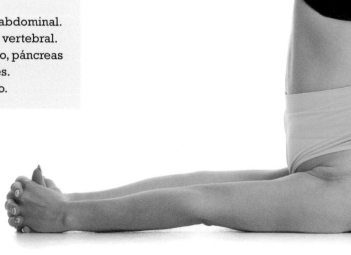

1 Acuéstate de espaldas, con los brazos hacia abajo, las palmas hacia abajo, relaja el cuello y levanta la barbilla. empuja el ombligo hacia el suelo inclinando la pelvis y coloca toda la columna en el suelo (dobla las rodillas si no puedes hacerlo). Inspira, levanta ambas piernas hacia arriba.

2/3 Espira, bascula y haz que desciendan suavemente las piernas detrás de tu cabeza. Pon las manos apoyando tu espalda, los codos sobre el suelo lo más cerca posible.

4 Extiende los brazos hasta el suelo, con las palmas de las manos hacia el suelo. Mantén la postura durante varias respiraciones.
Inspira, relaja las piernas y ve soltando la espalda vértebra a vértebra; levanta la cabeza y baja las piernas poco a poco.

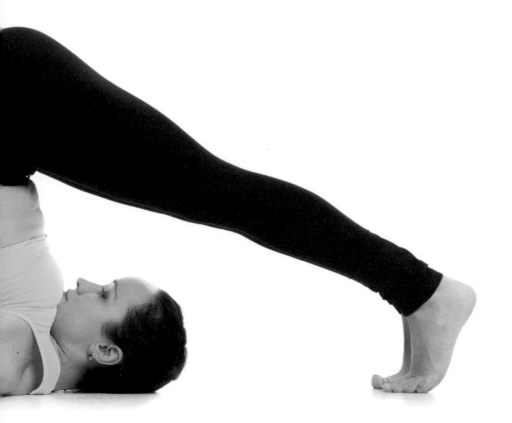

7 Rejuvenecer
con la postura del Cocodrilo
Makarasana

Makarasana es una de las posturas de torsión. Etimológicamente se refiere al cocodrilo y al elemento Agua, una de cuyas cualidades es la pureza. Esta postura debe realizarse conscientemente, lentamente, buscando armonía y movimientos fluidos para mantener un agua tranquila y clara.

En la práctica, la torsión permite trabajar la columna vertebral y ayuda a evacuar las impurezas que contienen fluido, tanto en lo físico, emocional y mental.

Contraindicaciones: dolor lumbar.

1

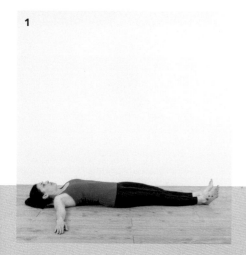

2

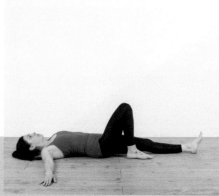

1/2 Tumbado de espaldas, con las piernas apretadas, los brazos perpendiculares al cuerpo, las palmas hacia abajo, dobla la rodilla derecha y coloca el pie derecho sobre la rodilla izquierda.

3 Espira llevando lentamente la rodilla derecha hacia la izquierda, sobre el suelo mientras la cabeza gira hacia la derecha. Mantén los hombros y los omóplatos en el suelo, sin forzarlos.

4 Coloca tu mano izquierda sobre tu rodilla derecha. Permanece en la postura de 3 a 7 respiraciones.
En la inspiración, levanta lentamente la rodilla y lleva la cabeza hacia el eje de la columna vertebral.
Repite la postura doblando la rodilla izquierda. Haz la misma cantidad de respiraciones que en el lado derecho.

CONSEJOS

- Si cuando tuerzas el hombro se levanta, no vayas más lejos y deja que los músculos de la cadera y la espalda se relajen.
- Bajo el efecto de la gravedad, la rodilla se moverá gradualmente más cerca del suelo. En cada espiración, baja la rodilla un poco más.
- Aumenta el volumen de la caja torácica cada vez que inspires.

BENEFICIOS

- ▲ Relaja los músculos de la columna vertebral y la articulación sacro-ilíaca.
- ▲ Tonifica los órganos abdominales.
- ▲ Descongestiona, irriga y elimina el desperdicio.
- ▲ Desarrolla el bienestar general, físico, mental y espiritual.
- ▲ Aporta fluidez y lentitud a todos tus movimientos.

3

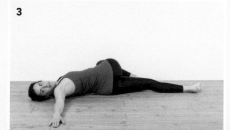

4

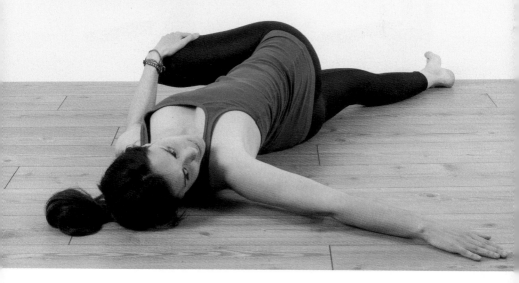

8 Libérate del estrés

con la postura de la media Pinza
Ardha Paschimottanasana
y respiración de *Kapalabhati*

La media Pinza es una de las grandes posturas del despertar de la energía vital *kundalini*. Actúa sobre todo en los puntos de Fuego y aliento. Esta postura estira toda el área posterior del cuerpo, de la nuca a los talones. Relajarse en la postura proporciona una sensación de liberación y bienestar. Asociada con la respiración *Kapalabhati*, esta postura libera la energía en profundidad.

Contraindicaciones: hernia discal, embarazo y ciática.

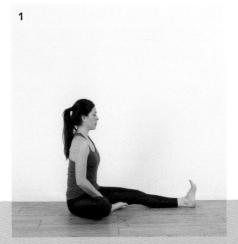

1

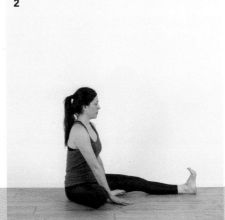

2

1 Siéntate sobre los isquiones, con las piernas estiradas; flexiona la pierna derecha, coloca la rodilla derecha en el suelo, lleva el pie derecho hacia el interior del muslo izquierdo y empuja el talón izquierdo hacia delante.

2 Inspira, endereza la espalda y la cabeza.

3 Espira, inclina el busto hacia delante manteniendo la espalda recta, toma el tobillo izquierdo con las manos. La espalda permanece recta, la cabeza en el eje de la columna vertebral.
Practica 30 respiraciones Kapalabhati (ver la pág.56).
Inspira, levanta y suelta la pierna derecha. Respira profundamente. Repite doblando la pierna izquierda. Termina la sesión con una relajación (vea la página 22).

BENEFICIOS
- ▲ Alivia los dolores de cabeza, la incomodidad menstrual y los síntomas de la menopausia.
- ▲ Estimula el hígado, el páncreas, los riñones y el bazo.
- ▲ Facilita la digestión y ayuda a combatir el estreñimiento.
- ▲ Favorece el sueño, disminuye el estrés y la ansiedad.
- ▲ Favorece el equilibrio.
- ▲ Reduce la impaciencia.

CONSEJOS
- Estírate con cuidado, no fuerces, no tires de la espalda.
- Es el vientre el que va a las rodillas, no la cabeza.
- Mantén la espalda bien recta y los brazos derechos.

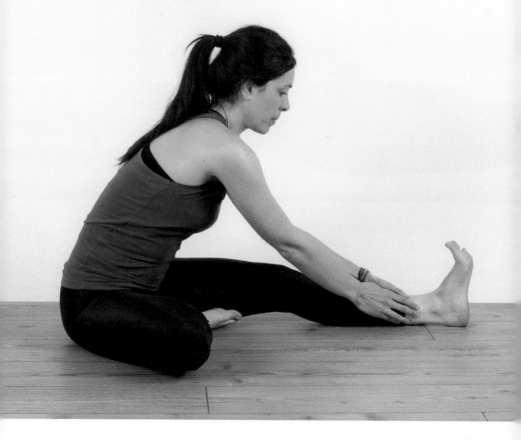

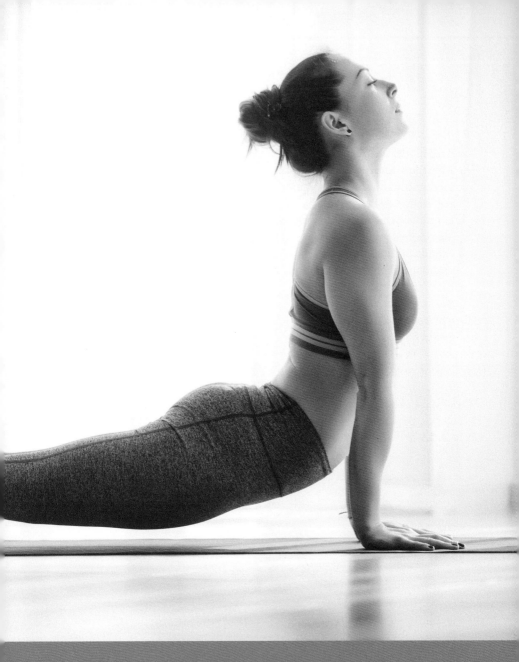

CONSEJOS

• Comenzar la sesión con la digestión hecha.

• Practica en una habitación silenciosa y aireada.

• Respira por la nariz, sigue los tiempos de retención de la respiración, pulmones llenos o pulmones vacíos.

• Inspira y espira profundamente entre cada postura.

• Trata tu cuerpo con cariño y nunca fuerces los movimientos.

• Sal de las posturas lentamente.

• Termina tu sesión con una relajación.

Por la tarde
Sesión para nivel avanzado
20 minutos

LA SESIÓN

1 Calma tu mente
con la respiración *Ujjayi*

**2 Relaja la parte superior
del cuerpo**
con la postura de la Pinza -
Paschimottanasana

3 Deshazte de la fatiga
con la postura del Perro
de tres patas -
Ekepada Adho Mukha Svanasana

4 Trabaja tu equilibrio
con la postura de Shiva bailando -
Shivasana
y abre tus caderas
con postura de la cabeza a los pies -
Padangustha Mukha Sparshâsana
(ver pág. 88)

5 Estimula tu cuerpo
con la postura del Pez - *Matsyasana*

6 Libera todas las tensiones
con la postura del Cocodrilo -
Makarasana
y respiración *Kapalabathi*
(ver pág. 56)

7 Despierta tu energía vital
con la postura de la Cobra -
Bhujangasana

8 Relájate y refuerzate
con la postura sentada
de Héroe sentado -
Virasana

9 Activa la circulación sanguínea
con la postura de la Barrera -
Parighasana

Interiorización
con la respiración *Bhramari*
(ver pág. 102)
**y disfruta una relajación
profunda**
con la relajación (ver pág. 39-40)

1 Calma tu mente
con la respiración *Ujjayi*

Esta forma de respiración, acompañada de una retención de aliento, es parte de las prácticas de *pranayama*. Permite extender la respiración y ralentizar las frecuencias vibratorias. El sonido producido por la oclusión parcial de la glotis es tanto sordo como continuo.

La atención al sonido nutre la vigilancia y contribuye a la absorción de la mente, aislándola del mundo exterior. Sin alimentarse, la turbulencia se disuelve en la escucha interna del sonido de su propia respiración, proporcionando un regreso a sí mismo.

Al igual que *Kapalabhati*, esta respiración puede acompañar a muchas posturas.

CONSEJOS
- Mantente derecho durante toda la práctica.
- No contraigas la garganta, aspire el aire suavemente.
- Durante la práctica, el sonido será cada vez más ligero y sutil.
- Acompaña tu respiración canalizando tu conciencia a lo largo de la columna vertebral. Observa la circulación de la respiración sutil.

Empieza sentado con las piernas cruzadas, la espalda recta, el cuello en el eje de la columna vertebral, la pelvis en equilibrio en los isquiones.

Pon las manos sobre las rodillas, el índice en contacto con el pulgar, la boca cerrada.

En una inspiración filtrada larga, guía tu respiración del corazón a la garganta al haber apretado previamente la glotis en la base del cuello. Concéntrate en el sonido emitido.

En una espiración filtrada larga, aprieta el área en el área de la epiglotis. El sonido es un poco más grave.

La duración de la inspiración es idéntica a la de la espiración.

Comienza con 1 ciclo de 10 respiraciones; descansa respirando 2 o 3 veces, luego haz un mínimo de 4 a 5 ciclos.

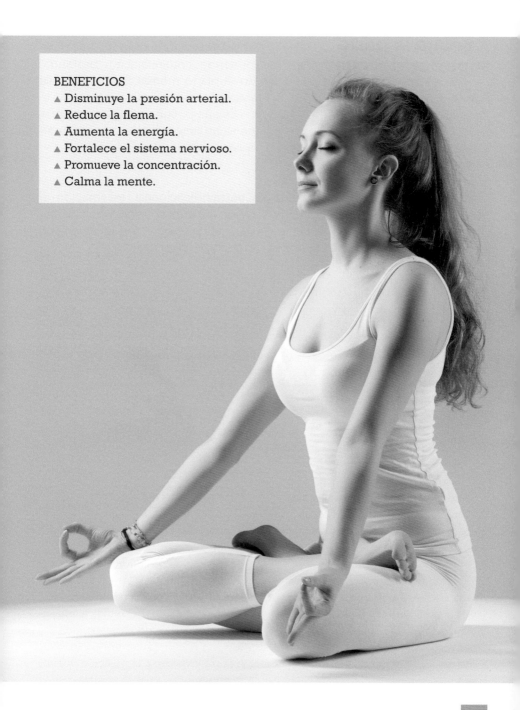

BENEFICIOS
- ▲ Disminuye la presión arterial.
- ▲ Reduce la flema.
- ▲ Aumenta la energía.
- ▲ Fortalece el sistema nervioso.
- ▲ Promueve la concentración.
- ▲ Calma la mente.

2 Relaja la parte superior del cuerpo

con la postura de la Pinza
Paschimottanasana

Ésta es una de las posturas más importantes del yoga. A través del estiramiento de la parte posterior del cuerpo, facilita la circulación de la energía vital que se concentra en la base de la columna vertebral. La flexión del busto también actúa sobre el sistema neurovegetativo proporcionando una relajación profunda. En el plano mental, da perspectiva y aporta mayor estabilidad.

Es una postura a largo plazo que tiene un lugar de elección en cualquier práctica.

Contraindicaciones: inflamación o lesión reciente o crónica de la espalda; ciática aguda (con inflamación); embarazo, apendicitis.

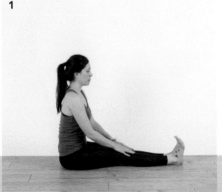

1

2

1 Sentado con las piernas estiradas, los pies juntos, los talones en el suelo, las manos apoyadas sobre las rodillas, inspirar.
2 Espira, inclina el busto hacia adelante manteniendo la espalda recta. Inclina la pelvis hacia atrás y el busto hacia adelante siempre manteniendo la espalda recta, atrapa los tobillos.
3 Inspira, lleva el pecho a las piernas, siempre con la espalda recta.

Puedes doblar tus rodillas al principio.
Espira, relaja la parte posterior de los muslos y la zona baja de la espalda, los talones hacia delante.
4 Después de algunas respiraciones, lleva el pecho un poco más hacia las piernas sin redondear la espalda. Respira profundamente.
Inspira y vuelve a la posición inicial, manteniendo la espalda recta.

CONSEJOS

- Cuando los músculos de la espalda estén bien relajados, tira del busto hacia las piernas y mueve el centro de gravedad del cuerpo hacia delante, flexionando la pelvis.
- Mantén la espalda recta.

BENEFICIOS

- ▲ Estira los hombros.
- ▲ Suaviza la columna vertebral.
- ▲ Previene el lumbago y la ciática.
- ▲ Alivia dolores de cabeza. Reduce el insomnio
- ▲ Alivia la incomodidad menstrual y los síntomas de la menopausia.
- ▲ Estimula el hígado, el páncreas, los riñones y el bazo.
- ▲ Facilita la digestión y combate el estreñimiento.
- ▲ Disminuye el estrés y la ansiedad.
- ▲ Actúa sobre la depresión leve.
- ▲ Da perspectiva y estabilidad.

3

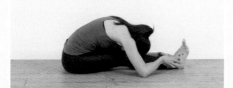

4

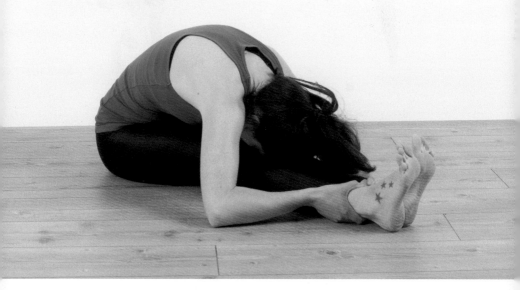

3 Deshazte de la fatiga

con la postura del
Perro de tres patas
Ekepada Adho Mukha Svanasana

La postura del perro de tres patas se inspira en el estiramiento que hacen los perros al empujar sobre sus patas delanteras. En esta postura se combinan los beneficios de las asanas de equilibrio (potencia y estabilidad), de flexiones hacia adelante (relajación y calma) y posturas invertidas, con la regeneración de células e irrigación del cerebro.

Es un trabajo de apertura de la espalda, estiramiento del diafragma y la parte posterior de las piernas, asociado con una respiración lenta y profunda. Practicada regularmente, esta postura trae un profundo bienestar.

Contraindicaciones: debilidad de las muñecas, debilidad de los hombros, diarrea, hipertensión arterial, embarazo avanzado.

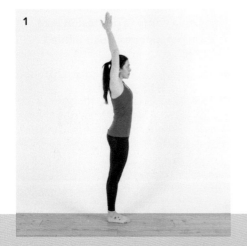

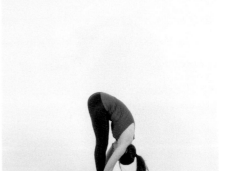

1 De pie, los pies abiertos sobre el suelo, las manos juntas frente al pecho, inspirar, levantar los brazos, abrir las manos, estirarse.

2 Espirar. Mueve el pecho hacia adelante empujando los glúteos hacia atrás, pon las manos a cada lado de los pies.

3 Inspira, empuja la pierna izquierda hacia atrás.

4 La pierna derecha se une a la pierna izquierda, mantén la postura.

5/6 Espira, levanta la pelvis hacia arriba, levanta el talón de la pierna derecha empujando el talón izquierdo hacia el suelo, la pelvis paralela al suelo. Quédate 10 segundos aguantando la respiración con los pulmones vacíos.

Inspira, trae tu pierna derecha al suelo.

Para abandonar la postura, lleva de vuelta la pierna izquierda y acerca las manos a los pies. Inspira y retrocede suavemente, mientras recuperas la posición de la espalda.

3

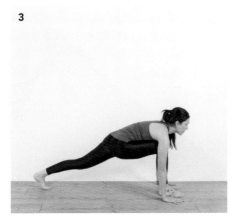

4

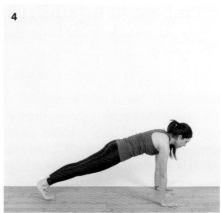

5

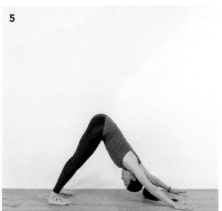

6

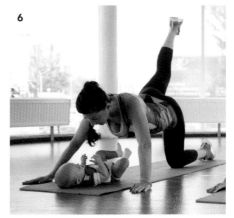

CONSEJOS

- Presiona los talones en el suelo, presiona las manos, los dedos bien separados, estira toda la espalda.
- Extiende los dedos de manos y pies para fortalecer tu apoyo en el suelo.
- La cabeza ha de mantenerse entre los brazos.

BENEFICIOS

▲ Abre los hombros.

▲ Irriga el cerebro.

▲ Fortalece y estira la parte superior de la espalda, los brazos y las piernas.

▲ Elimina la fatiga, alivia y reduce el estrés.

▲ Actúa positivamente sobre el asma y la ciática.

▲ Estimula la digestión y la sinusitis.

4 Trabaja tu equilibrio
con la postura de Shiva bailando
Shivasana

Esta postura simboliza la danza cósmica de Shiva que engendró el Universo. Muy espectacular, requiere cierta flexibilidad y suele parecer impresionante. Si al principio no sale no te desanimes: al refinar tu concentración y fortalecer tu voluntad y determinación, lograrás mantener esta postura, que es tanto de equilibrio como de flexión hacia adelante. Al conectar la Tierra y el Cielo, *Shivasana* nos trae equilibrio, confianza y estabilidad.

Contraindicaciones: debilidad e inestabilidad lumbar, prótesis de cadera, hipertensión arterial, problemas cardíacos, rodillas frágiles, osteoartritis del hombro.

CONSEJOS
- Al principio, puedes apoyarte en el respaldo de una silla o la pared.
- Lo mejor es levantar el pie y dejar que el pecho se arquee por sí mismo, levantando la rodilla.
- Tómate tu tiempo para distribuir correctamente el peso del cuerpo sobre la pierna de soporte, llevando el centro de gravedad a los dedos del pie en lugar del talón, antes de doblar lentamente la otra pierna. Al agarrar el pie con la mano, sostén firmemente la planta del pie contra el suelo.

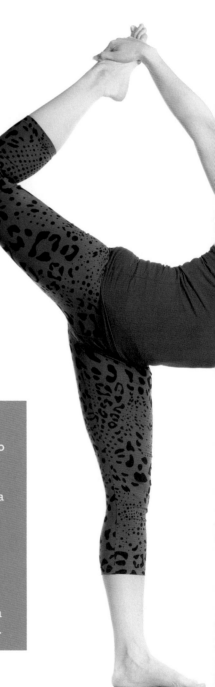

BENEFICIOS
- Relaja los hombros y caderas.
- Abre el pecho y los pulmones.
- Estira los músculos abdominales.
- Irriga los riñones y elimina las toxinas.
- Fortalece las piernas y el equilibrio.
- Tonifica, energiza y regenera.
- Desarrolla concentración y coordinación.
- Mejora la confianza en uno mismo.

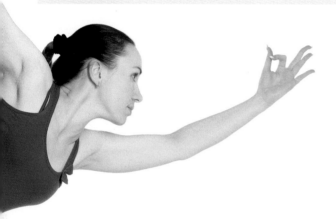

1/2 Con los pies abiertos situados a lo ancho de cadera, mueve el peso corporal en la pierna izquierda. Inspira, dobla la pierna derecha y toma el tobillo derecho con la mano derecha.

3 Espira, empuja hacia atrás la rodilla y tira del tobillo hacia atrás. Mantén derecho el brazo derecho. Estabiliza la postura.
Inspira mientras levantas el brazo izquierdo verticalmente.

4 Espira mientras inclinas el pecho hacia adelante. Levanta la rodilla lo más alto posible. Mantén la pierna de soporte firme y los dos brazos derechos, el dedo índice de la mano izquierda en contacto con el pulgar. Al final de la espiración, levanta el tobillo tanto como puedas. Mantén el equilibrio. Para salir de la postura, endereza el busto en una inspiración, libera los brazos y apoya el pie derecho en el suelo. Repite doblando la pierna izquierda.

5 Estimula tu cuerpo

con la postura del Pez
Matsyasana

Matsyasana proviene de *matsya*, que significa "pez" en sánscrito. *Matsya* es también el nombre de un sabio. Según la leyenda, el dios Shiva enseñó la filosofía del yoga a su esposa Parvati al borde de un lago. El rey de los peces siguió todas las enseñanzas con diligencia y atención, y Shiva lo premió, dándole una forma humana para que pudiera poner en práctica todo lo que había aprendido.

El cuerpo representa la Tierra, y el Agua, las emociones. Como un pez en el mar, nademos en el océano de nuestras emociones.

Contraindicaciones: fragilidad lumbar y/o cervical, presión arterial baja o alta; migrañas.

CONSEJOS
- No descanses el peso del cuerpo sobre la cabeza. Los codos son los que soportan tu peso.
- Abre el espacio del corazón presionando los codos en el suelo y acercando los omóplatos.

BENEFICIOS
- ▲ Aumenta el flujo de sangre a la cabeza.
- ▲ Desarrolla la capacidad respiratoria.
- ▲ Estimula la glándula tiroides.
- ▲ Fortalece la energía vital.
- ▲ Combate la depresión.

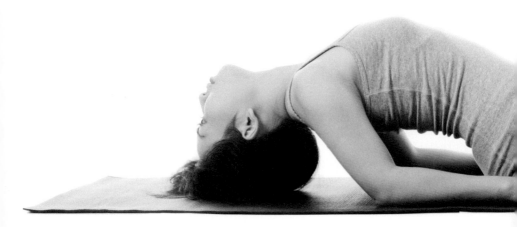

1/2 Tumbado de espaldas, con las piernas y los talones apretados, los brazos a los lados, las manos apoyadas en el suelo, desliza las manos por debajo de los glúteos, hincha el tórax para abrir la caja torácica, junta los omóplatos y los codos. Inspira, levanta ligeramente la parte superior de la espalda.

3/4 Baja suavemente la cabeza hacia atrás para descansar sobre el suelo, los codos y los antebrazos sirven de soporte para mantener la extensión del pecho.

Despeja la garganta, dobla el pecho y levanta los hombros. Abdomen tenso, espira profundamente Inspira, levanta la respiración en la caja torácica.

Para salir de la postura, levanta suavemente la cabeza y pon la espalda sobre el suelo.

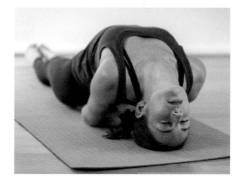

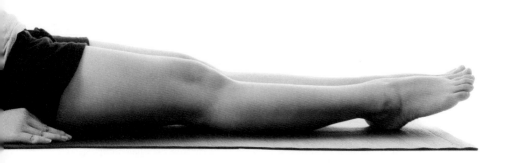

6 Libera todas las tensiones

con la postura del Cocodrilo
Makarasana (variantes)
y respiración *Kapalabhati*

Makarasana es una de las posturas de torsión. Etimológicamente, se refiere al cocodrilo y al elemento Agua, una de cuyas cualidades es la pureza. Esta postura se hará lenta-mente, conscientemente, buscando la armonía y movimientos fluidos para mantener esta agua clara en calma.

En la práctica, la torsión ayuda al giro de la columna vertebral, que es el eje de la vida, y a evacuar los fluidos cargados de impurezas, tanto física como emocional y mentalmente.

Contraindicaciones: dolor lumbar.

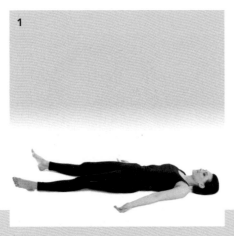

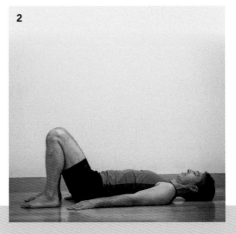

1-2 Tumbado de espaldas, con las piernas apretadas, los brazos perpendiculares al cuerpo, las palmas hacia abajo, dobla la rodilla izquierda y apoya el pie izquierdo sobre la rodilla derecha.

3 Coloca tu mano derecha sobre la rodilla izquierda. Inspira.

4 Espira, lleva lentamente la rodilla izquierda a la derecha, sobre el suelo, mientras la cabeza gira hacia la izquierda. Mantén los hombros y los omóplatos en el suelo sin forzarlos.

Inspira profundamente y practica en esta postura 30 respiraciones de Kapalabhati (ver pág. 00).

En la inspiración, levanta lentamente la rodilla y lleva la cabeza hacia el eje de la columna vertebral.

Repite la postura doblando la rodilla derecha.

Haz la misma cantidad de respiraciones.

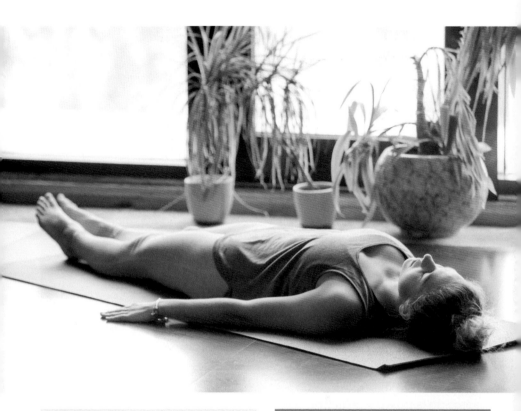

BENEFICIOS
- ▲ Relaja los músculos de la columna vertebral y la articulación sacro-ilíaca.
- ▲ Tonifica los órganos abdominales.
- ▲ Descongestiona, irriga y elimina el desperdicio.
- ▲ Desarrolla el bienestar general, físico, mental y espiritual.

CONSEJOS
- • Aporta fluidez y lentitud a todos tus movimientos.
- • Si el hombro se levanta cuando se tuerce, no vayas más lejos y deja que los músculos de la cadera y la espalda se relajen.
- • Bajo el efecto de la gravedad, la rodilla se moverá gradualmente más cerca del suelo.
- • Tómate el tiempo para dominar la respiración *Kapalabhati* antes de practicarla en una postura.

7 Despierta la energía vital

con la postura de Cobra
Bhujangasana

El simbolismo de la serpiente ocupa un lugar importante en el yoga. *Kundalini*, la energía cósmica que alberga cada persona, se simboliza en una serpiente acurrucada en el *chakra muladhara*, ubicado en la base de la columna vertebral.

Al igual que la serpiente que se encuentra en la luz apoyándose en tu cuerpo, la postura de la Cobra nos hace levantar pecho, y el resto del cuerpo está firmemente enraizado en el suelo. Para despertar la naturaleza profunda de uno, para sumergirse en nuestras raíces, en la esencia del propio ser, estos son los tesoros de la postura de la Cobra. Al enderezar el cofre y doblar el cofre, se sentirá listo para enfrentar cualquier obstáculo.

Contraindicaciones: embarazo, procedimiento quirúrgico reciente en el abdomen, hipertiroidismo.

CONSEJOS

- Haz esta postura 3 horas después del final de la comida.
- Levanta el pecho al mismo tiempo que los pulmones se llenan de aire.
- El ombligo permanece en el suelo. Estás apoyada en el vientre.
- La cabeza y el cuello están alineadas como una prolongación de la columna vertebral.
- Baja la barbilla y dirige la conciencia hacia la parte posterior del cuello, extiende el cuello.

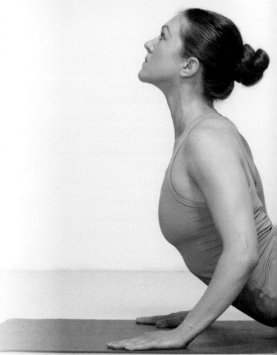

1 Tumbada boca abajo, las manos a ambos lados del cuerpo a la altura del pecho, los codos doblados, la frente sobre el suelo, cierra las piernas y aprieta los talones. Espira, aprieta la parte superior de los muslos y el pubis en el suelo.

2 Inspira, presiona el ombligo en el suelo y levanta el busto sin alcanzarlo.

3 Junta los codos, levanta las costillas para levantarte como una cobra. Une los omóplatos. Mantén la respiración conteniendo los pulmones 7 segundos. Espira, libera lentamente la postura y regresa al suelo.

BENEFICIOS
- ▲ Abre la caja torácica.
- ▲ Desarrolla la capacidad respiratoria.
- ▲ Mejora la alineación de la espalda.
- ▲ Estira la parte superior del abdomen.
- ▲ Mantiene las vísceras, los riñones, los intestinos y las glándulas suprarrenales.
- ▲ Canaliza la energía vital en la columna vertebral.

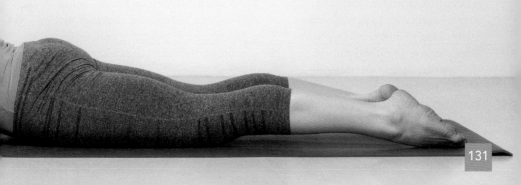

8 Relájate y refuérzate
con la postura del Héroe sentado
Virasana

Virasana, la postura del héroe sentado, era particularmente popular entre los guerreros, ya que podían levantarse de un salto en caso de alerta o de peligro. La inmovilidad del cuerpo y el silencio de la respiración son los elementos esenciales de esta poderosa postura. Nos ayuda a descubrir en nosotros mismos una nueva fuerza y vitalidad que irriga todo nuestro cuerpo.

El Héroe sentado nos permite controlar nuestra energía y trabajar en el autoconocimiento. El entrenamiento yóguico del cuerpo enriquece el espíritu.

Contraindicaciones: patologías de la cadera y las rodillas.

CONSEJOS
• Coloca un cojín debajo de los glúteos, rodillas o tobillos si alguna de estas áreas te resulta dolorosa.

BENEFICIOS
▲ Suaviza las caderas.
▲ Tonifica la musculatura de la espalda.
▲ Fortalece los muslos, las rodillas, los tobillos y las pantorrillas.
▲ Reduce la presión arterial alta.
▲ Mejora el asma.
▲ Brinda mucha vitalidad.
▲ Fortalece la confianza en uno mismo.

1 Sentado con la pierna derecha doblada hacia atrás, el talón encajado contra el muslo y la pierna izquierda doblada, el pie contra el muslo, extiende las rodillas lo más posible para estabilizar mejor el equilibrio del cuerpo en ambos glúteos (la columna bien centrada en el eje vertical). Libera la cadera derecha.

Une las manos frente al pecho, relaja los hombros, la cara y las mandíbulas.

2/3 Inspira, levanta los brazos sobre la cabeza, las palmas abiertas, el pulgar con el pulgar, y ponte de rodillas. Haz una retención a pleno pulmón durante 7 segundos y luego vuelve lentamente a la posición de sentado.
Repite cambiando los lados.

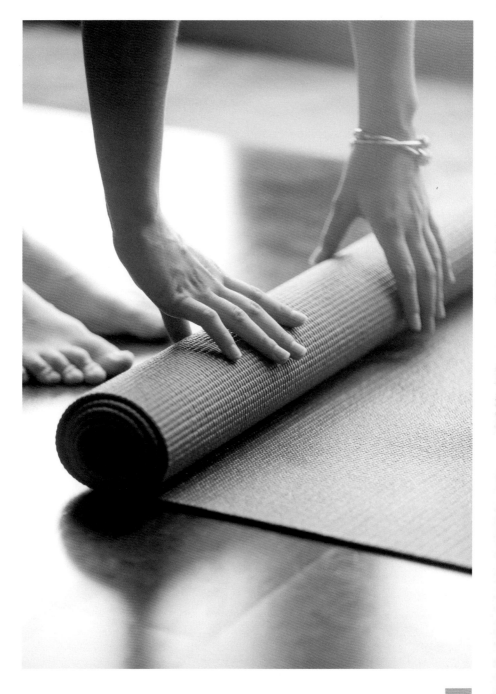

9 Activa la circulación sanguínea

con la postura de la Barrera
Parighasana

En sánscrito, *parigha* significa "barrera". Esta postura en la que el cuerpo toma la forma de una cerradura está dedicada al dios Hanuman, hijo de Vayu. En la epopeya de Ramayana se relata que durante una batalla Hanuman hizo un puente de su propio cuerpo para conectar India y Ceilán.

Al establecer una barrera contra las emociones no controladas, *Parighasana* calma la mente. La barrera lleva a una mayor libertad y permite alcanzar planos elevados del ser.

Contraindicaciones: inflamación de rodillas, caderas y hombros.

BENEFICIOS
- ▲ Mejora la flexibilidad de la espalda.
- ▲ Promueve el estiramiento de los aductores.
- ▲ Desarrolla la capacidad pulmonar.
- ▲ Activa la circulación sanguínea.
- ▲ Muscula los glúteos.

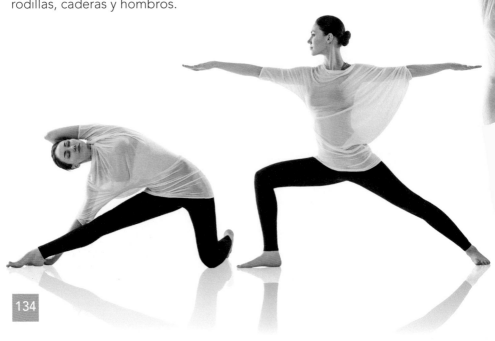

1 Sentado sobre los talones, las manos juntas frente al pecho, las palmas firmemente apretadas, inhala, trepa sobre las rodillas.

2 Espira, extiende la pierna izquierda oblicuamente, colocando el pie izquierdo al nivel de la rodilla derecha.

3 Inspira, levanta los brazos verticalmente, con los brazos cerrados.

4 Espira, abra los brazos horizontalmente. Inspira profundamente.

5 Espira, inclina el busto lateralmente hacia la izquierda, coloca la mano izquierda sobre la pierna izquierda, mantén la cara de la pelvis, los glúteos tónicos, el pubis hacia delante. Dirige tu mirada hacia tu mano derecha hacia arriba.
Aguanta la respiración con los pulmones vacíos durante 10 segundos. Inspira, endereza el pecho y suelta los brazos.
Repite la postura extendiendo la pierna derecha oblicuamente. Termina tu sesión con una relajación (ver pág. 00).

CONSEJOS

• Inclina la retroversión de la pelvis para evitar una depresión lumbar.

• Haga inspiraciones profundas para que las costillas se extiendan lateralmente, lo que resulta en una mejor inclinación de las vértebras dorsales que se le atribuyen.

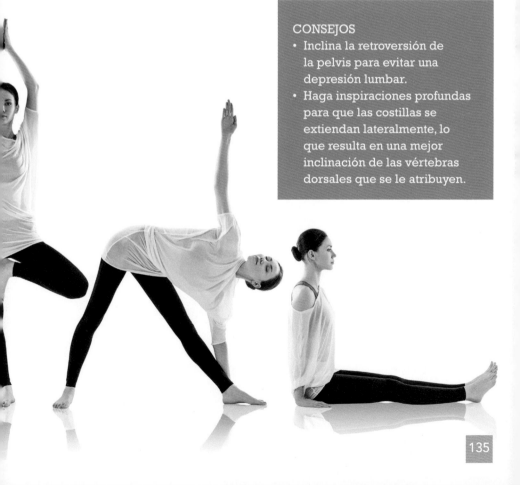

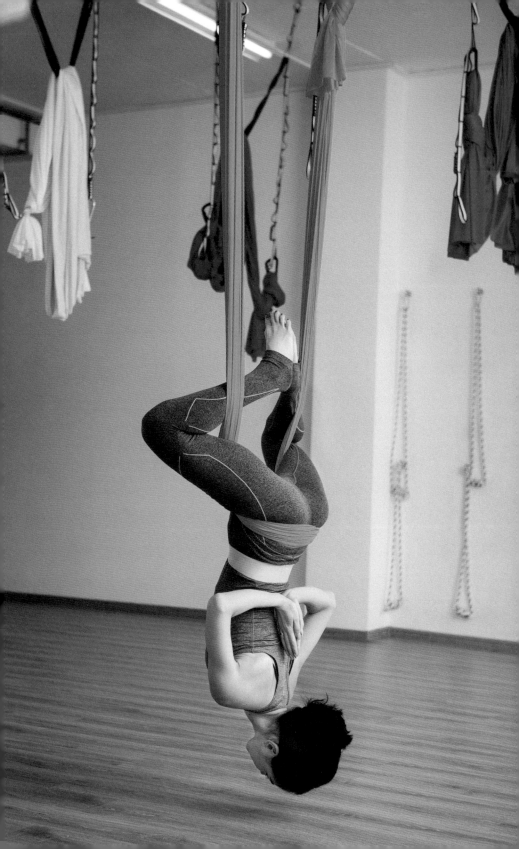

Rejuvenecer cabeza abajo

Yoga y gravitoterapia

Pasamos la mayor parte del día de pie o sentados, pero siempre con la cabeza arriba y los pies abajo. Mirar de vez en cuando el mundo al revés aporta unas sensaciones nuevas muy agradables a la vez que facilita el riego sanguíneo. Que la sangre llegue a la cabeza sin apuros es uno de los objetivos de la gravitoterapia, un sistema ideal para descansar cuerpo y alma, sanar trastornos musculares y sentirse más joven.

Cuántas veces hemos visto a los niños en el parque balancearse felizmente colgados cabeza abajo, explorando, viendo el mundo al revés sin ningún temor. ¡Y cuánto hace que perdimos esa capacidad de sentir el cuerpo desafiando las leyes de la gravedad!

Parece que las ocupaciones de la persona adulta –como son cubrir las «necesidades básicas»: trabajar, descansar, tener relaciones estables– ya son suficientemente laberínticas como para andar probando, jugando. Y por ese camino aparece el sedentarismo, los dolores de espalda, la falta de movimiento... Eso sí, con los pies, bien firmes, en el suelo.

Yoga cabeza abajo y salud: desde la rigidez muscular a las varices

Los beneficios de la postura invertida han sido siempre reconocidos por el yoga. Una de sus posturas, *sirshasana* o postura sobre la cabeza, se recomienda para lograr un descanso físico y mental, a la vez que favorece el riego sanguíneo. El inconveniente de esta posición reside en que todo el peso del cuerpo recae sobre la cabeza, comprimiendo las vértebras cervicales.

La gravitoterapia representa un avance en este punto, porque la posición invertida se realiza con la sujeción en tobillos o rodillas, dejando libre la columna, y permitiendo así el estiramiento de toda la musculatura espinal y la descompresión de los discos vertebrales. Esta técnica sencilla y eficaz está indicada para todo tipo de **rigideces musculares**, ciática, lordosis, cifosis, escoliosis y lesiones de espalda y cuello. También se benefician los tobillos hinchados y los problemas varicosos, ya que facilita el retorno venoso descargando las extremidades inferiores.

Por otra parte, la fuerza de la gravedad ejerce una presión constante sobre las articulaciones y la columna vertebral. Si observamos a los niños pequeños vemos que parecen de goma y pueden adoptar las posturas más variadas.

En cambio, conforme nos hacemos mayores esa elasticidad va disminuyendo, alcanzando el mínimo con la senectud. Al colgarnos de los pies, la gravedad deja de ser una fuerza que comprime nuestro cuerpo y contribuye por el contrario a estirarlo y rejuvenecerlo.

¿Contraindicaciones?

Sobre a las contraindicaciones, hay que tener en cuenta no colgarse si se padece un esguince, ya que lo que no necesita la zona afectada es sobre estirarse. Las posiciones invertidas tampoco convienen a las personas hipertensas o con afecciones cardiacas, que deberán consultar antes con un profesional de gravitoterapia y con el médico.

Los aparatos que se escojan deben ser de primera calidad y adecuados a cada persona, tanto desde el punto de vista de la comodidad como de la seguridad. El tiempo de permanencia cabeza abajo será marcado por el «reloj biológico» de cada uno.

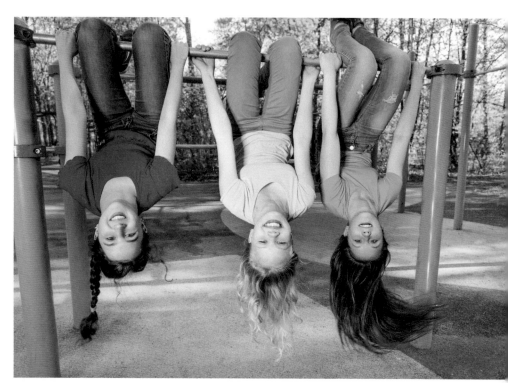

Al ser una postura a la que no estamos acostumbrados, tendremos sensaciones nuevas (aumento de sangre en la cabeza, temor ante la sensación de caer…), por eso es conveniente empezar por poco tiempo (alrededor de dos minutos) e ir aumentando progresivamente (se pueden hacer sesiones diarias de diez minutos relajados y hasta de 30 minutos si es con ejercicios).

Lo mejor en cada caso

Los primeros aparatos de gravitoterapia surgieron en Norteamérica en el campo terapéutico de la quiropraxia. Cuando se empezaron a conocer en nuestro país eran de difícil acceso, tanto por ser minoritarios entonces como por su precio. Hoy ya es muy fácil utilizarlos y además, como vemos, existen otros recursos, como el del columpio para la práctica de aero yoga, realmente económico. De todas formas hoy podemos encontrar abundantes modelos y recursos de todo tipo para practicar gravitoterapia. Por ejemplo:

La barra fija. Sin ningún instrumento especial (en el parque, por ejemplo). Colgados en una barra y aguantados con las rodillas. El inconveniente es que resulta un poco incómoda y el tiempo que podemos aguantar bastante limitado.

Tabla inclinada. La que se utiliza para hacer ejercicios abdominales.

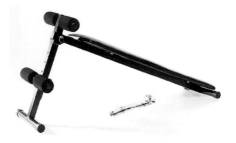

Se cuelga casi vertical en unas espalderas o en casa aprovechando el borde de una cama o un cajón abierto. En realidad, cualquier tabla inclinada sirve para relajarse y permitir que el riego sanguíneo llegue con más facilidad a la cabeza.

La gravedad, actuando nuevamente en sentido inverso, permite que las vísceras y todos los órganos abdominales vuelvan a sus lugares de origen. En realidad, ésta es la ventaja de este tipo de tabla, además de mejorar la circulación, aunque en cuanto al estiramiento no es tan eficaz como el resto de instrumentos.

Camilla giratoria. Este inversor sujeta por los tobillos y la espalda queda apoyada en la camilla. La inclinación se puede graduar, no siendo necesario llegar a la vertical. Con este aparato el ejercicio es más seguro y más progresivo. Una variante consiste en utilizar el mismo sistema, pero en decúbito prono (apoyando el vientre en la camilla en lugar de la espalda). Se utiliza para aplicar al mismo tiempo

139

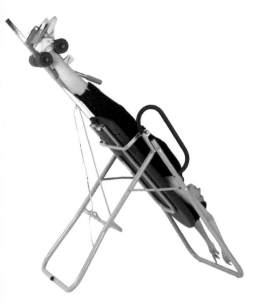

ellas el cuerpo queda totalmente libre para disfrutar de la inversión y para realizar ejercicios. Como precaución hay que asegurarse tanto de la calidad de la barra como de la pared (escoger siempre una pared maestra).

Se pueden introducir como una parte más en un programa de condición física: colgarse después de correr, por ejemplo, puede ser una gran ayuda para prevenir las temidas lesiones por sobrecarga del entrenamiento atlético, y para evitar las «agujetas». En posición invertida los metabolitos raramente permanecen en el músculo.

Están también indicadas para aliviar las lesiones por sobrecarga en las rodillas, gracias a su efecto de decompresión de las articulaciones. Para utilizar las botas, al principio es aconsejable contar con la ayuda de un compañero, hasta que se dominen los pasos necesarios para subir y bajar. Para las prácticas en casa, un banco o una silla será de gran ayuda –se retirará un poco una vez hayamos subido–. También es un buen truco dejar colgada en la barra una toalla, de la que nos podemos ayudar para subir.

masajes y otras técnicas fisioterapéuticas, ya que la espalda queda al descubierto.

Inversor con apoyo. Es una de las mejores formas para elongar la columna y sobre todo para solucionar problemas lumbares. El apoyo recae en los muslos. Con este aparato la cadera queda flexionada en ángulo recto y la espalda queda libre de arqueo lumbar. Crea gran descompresión entre el sacro y las lumbares, y también permite realizar masajes y manipulaciones.

Las botas inversoras. Es el aparato más fácil de conseguir y que menos espacio ocupa. Consta de unas botas (con sujeción al estilo de las botas de esquí) provistas con ganchos para colgarse en una barra. Con

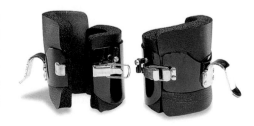

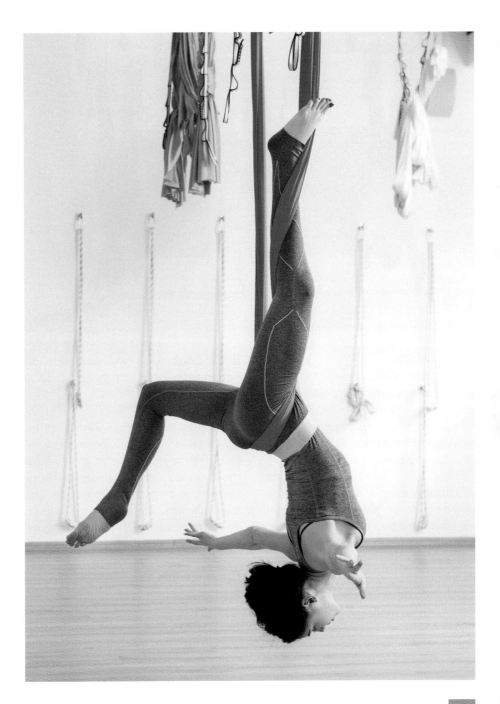

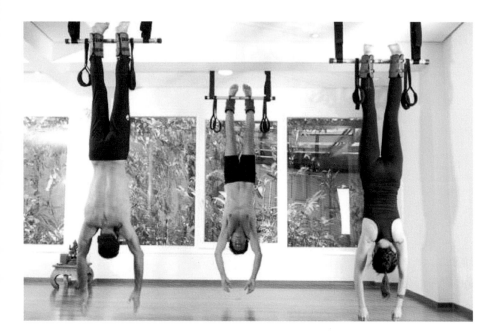

Los ejercicios

El ejercicio más importante es disfrutar del estiramiento y relajar todo el cuerpo.

Las botas inversoras son las que nos dejarán más movilidad. Así, podremos realizar:

Abdominales. Se empieza por series de diez, sin balanceos. La forma de respiración es la misma que para los abdominales en horizontal: se expulsa el aire al subir.

Flexiones de piernas. Se procurará crear tensión al doblar las rodillas. Se utiliza tanto la musculatura anterior (cuádriceps) como la posterior (isquio-tibiales y glúteos). Se empieza también con series de diez a doce.

Rotaciones. Una vez colgados se hacen rotaciones con cuello, brazos y hombros.

Ejercicios de brazos. Se realizarán aguantando unos pesos ligeros: cualquier ejercicio que practiquemos con los pies en el suelo se puede realizar en posición invertida. Los movimientos de brazos sin pesas, en el inversor en ángulo, también son fáciles de realizar cabeza abajo.

Estiramientos de pectorales y hombros. Con el inversor con apoyo en los muslos. Una vez acostumbrados a relajarnos en posición invertida se puede probar con otros ejercicios y experimentar el movimiento del trapecista: balancearse libremente.

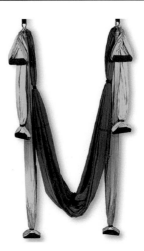

¿Parece complicado? No lo es si se toman ciertas precauciones y se progresa con tranquilidad. Feliz inversión.

Aeroyoga

La gran diferencia entre la postura de yoga sobre la cabeza (sirshasana) y ponerte invertido con el columpio (ver las fotos) es que dejas la espalda sin ninguna presión. Ambas posturas mejoran el riego sanguíneo cerebral, mejoran la vista, descansan los órganos digestivos, mejoran las varices y las hemorroides, etc. Pero con el columpio el peso del cuerpo no cae sobre la cabeza, los brazos y las vértebras, sino que estas partes quedan libres. Y gracias al efecto de la gravedad, los espacios intervertebrales tienden a abrirse, con lo que la práctica continuada mejora (en algunos casos elimina) las protrusiones del disco intervertebral, que es el paso previo de una hernia discal.

Con el columpio de yoga se puede practicar también una amplia gama de posturas en casa o en plena naturaleza.

El soporte central agarra cómodamente el área pélvica que permite el movimiento estabilizado mientras estira horizontalmente, verticalmente o completamente invertida.

Los seis estribos laterales te dan un rango completo de movimiento en 360 grados.

Más información

• Sobre gravitoterapia, en Integral, Centre Mèdic i de Salut. Te. 934 677 420.

• Dra. Roser Munné: www.microgimnasia.net

• El Dr. Ramon Roselló es practicante activo de yoga, aero yoga y meditación. Publica cada semana material interesante en Facebook.

• En Ecopostural tienen un modelo de inversor, el T1500.

• Podéis encontrar el columpio yóguico en Mundo Yoga (www.mundoyoga.com). Es el original de Bali y es de buena calidad, con cuerdas de seguridad, instrucciones de uso, etc. sale por unos 125 euros. Lo hay también en bastantes otros sitios, incluido Amazon (en general son más sencillos). También los practicantes de ejercicios del método pilates suelen utilizarlo.

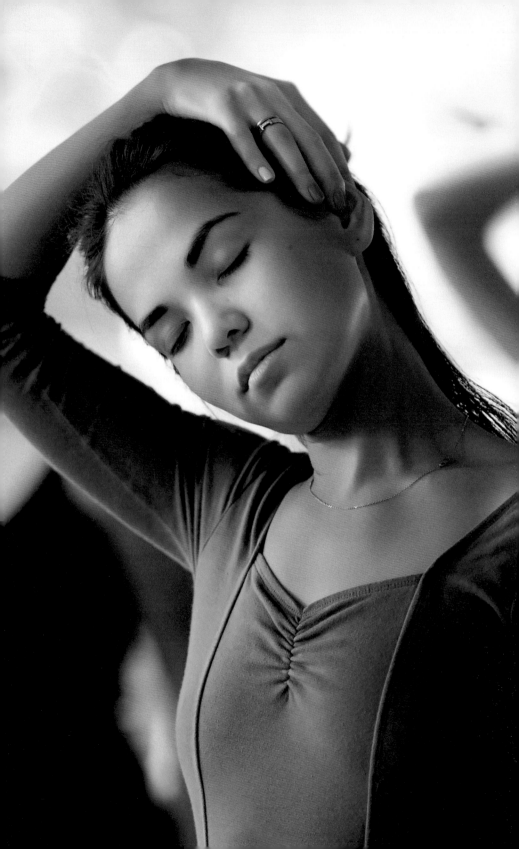

Yoga para conductores

En las grandes ciudades, la densidad de población, y el poco tiempo de que disponen sus habitantes para ir de un sitio a otro, hacen que las calles se conviertan en verdaderos ríos de coches atascados, que contaminan nuestro ambiente con sus humos y ruidos. Para los que están conduciendo un automóvil la situación puede tener consecuencias.

Se sabe (Centro de Investigación de las Enfermedades de Tráfico de Schaffausen, Suiza), que estar conduciendo demasiadas horas al volante, si va unido un tipo de conducción de forma tensa, es la causa más grave de las lesiones en la columna vertebral. Estadísticamente, la mayor propensión a lesiones como la hernia discal está entre los 30 y 40 años, precisamente el período de tiempo en que los conductores están más horas al volante.

Los ortopédicos, por ejemplo, no se extrañan de que el conducir muchas horas, unido a las vibraciones y agitaciones que se producen dentro del coche. ejerzan un ataque aniquilador sobre los discos intervertebrales, sobre todo de los profesionales del volante, como taxistas, representantes comerciales, etc.

Por suerte, podemos darnos cuenta de cuándo empieza a estar en peligro la columna vertebral (aunque a veces sea un poco tarde), para corregirnos a tiempo y evitar la dolorosa enfermedad llamada *espondilartrosis*, es decir, el desgaste de las vértebras que se conviene en la solidificación de las mismas, ya que si se siente que los músculos de la nuca, los hombros y la región lumbar se censan fácilmente, es que se conduce de forma inadecuada.

A veces se notan dolores en la espalda, uno se relaja, pero los músculos vuelven a entran en tensión, y vuelven los dolores otra vez. Todo ello son síntomas de que hemos entrado en una fase de alarma para la salud de nuestra columna.

La respiración

Pero aquí no acaba todo. El estrés con que uno coge el coche después de, por ejemplo, una larga jornada de trabajo, aumenta en el camino de vuelta a casa y no es difícil observar que no sólo los músculos de la espalda se tensan, sino que también alteramos el diafragma con el que respiramos y los músculos abdominales, respecto a su estado natural.

Y como resultado. enviamos un abastecimiento pobre en oxígeno al cerebro. debido a una respiración entrecortada y escasa, a veces ensuciada con el humo de un cigarrillo que hemos encendido para "tranquilizarnos", que no hacen sino empeorar aún más, si cabe, nuestro estado nervioso.

Prevención de las enfermedades de la espalda

Para prevenir a tiempo los dolores en la región dorsal y evitar de esta forma las enfermedades crónicas, sobre todo en la parte baja de la columna vertebral, y en los discos intervertebrales, deberemos de ser conscientes de la posición que adoptemos y de la respiración.

Al conducir, no nos sentaremos ni muy cerca, ni muy lejos del volante, de forma que la espalda descanse en el respaldo del asiento lo más erguida posible, conservando la comodidad, para que los brazos y las piernas puedan actuar libremente.

Al menor indicio de que un músculo ha entrado en tensión deberemos intentar relajarlo v ello se consigue fácilmente siendo conscientes de la respiración.

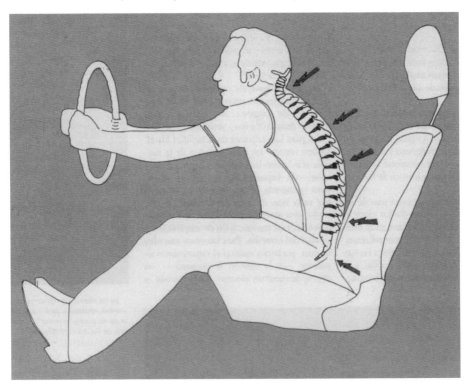

Uno de los músculos que suele ser de los primeros en entrar en tensión, incluso antes que los hombros, el cuello y la frente, es el diafragma con el que todos deberíamos respirar, aunque muchas veces no lo hagamos. Hay que respirar a través de la nariz y con el diafragma. No con la parte alta de los pulmones, ya que éstos tienen una forma triangular y si respiramos por el ápice abasteceremos con mucha menos cantidad de oxígeno a la sangre que si lo hacemos con el diafragma.

Aunque también es preciso decir que esto ocurre no sólo a causa de tensiones, estrés, etc., sino que también contribuye el llevar una ropa inadecuada, como pantalones o vestidos muy ceñidos, que no dejan que nuestro diafragma se mueva con la libertad que debiera.

Así pues, en el caso de que llevemos poco o mucho tiempo con dolores en la espalda, nos proporcionará un gran alivio hacer unas cuantas posturas y respiraciones de yoga, aunque tan sólo sea durante 10 minutos ó 15 minutos por la noche al llegar a casa del trabajo. Nuestra espalda y nuestros nervios nos lo agradecerán.

Primero nos quitaremos todas las prendes que nos aprietan, zapatos, pantalones ceñidos, etc. El cuerpo debe moverse libremente.

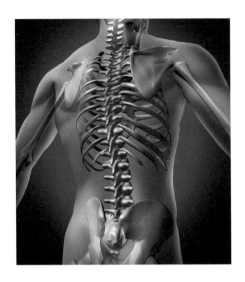

Los ejercicios los realizaremos sobre una superficie lo más dura posible. Una manta doblada en el suelo es suficiente.

Antes de empezar los ejercicios nos relajaremos tumbados en el suelo durante unos minutos, con los ojos cerrados, respirando profundamente a través de la nariz y con el abdomen.

Ejercicio 1. En la posición de relax, levantar lentamente la pierna derecha hasta formar un ángulo de 90° con el suelo; doblarla por la rodilla y abrazarla. La otra pierna y el resto del cuerpo permanecen relajados. Permanecer tanto tiempo como nos resulte cómodo. No hay prisas. Cuando deshagamos la postura y bajemos la pierna, lo realizaremos lo más lentamente posible. Cambiar de pierna y repetirlo 4 o 5 veces más.

Ejercicio 2. Hacer lo mismo que en el ejercicio 1, pero con las dos piernas juntas a la vez; después de efectuarlo 3 o 4 veces, permaneceremos con las piernas dobladas abrazadas con los brazos y podemos levantar la cabeza hasta tocar con la frente las rodillas.

Esto estirará la zona de las vértebras cervicales y liberará toda la energía acumulada en esa parte.

Ejercicio 3. Es la postura clásica sobre los hombros (ver pág. 108). Partir de la posición de relax. Levantar las piernas lentamente y a continuación, vértebra a vértebra, la espalda, hasta llegar a mantener el cuerpo erguido. Sujetar la espalda con las manos. Respirar lentamente con la nariz. Relajar al máximo el resto del cuerpo. Sólo están en tensión los músculos que mantienen el cuerpo en equilibrio.

Relajar sobre todo la frente, que suele ponerse en tensión innecesariamente en esta postura; los pies permanecen relajados.

Esta postura no sólo favorece y fortalece la región cervical, sino que también descansa los pies y piernas, previene la aparición de varices y mejora el funcionamiento de todo el sistema endocrino, especialmente de la glándula tiroides.

Ejercicio 4. Si somos flexibles, podemos bajar lentamente y con concentración, las piernas juntas hasta llegar a tocar el suelo detrás de la cabeza. Jamás hacer movimientos bruscos ni forzar, pues no estamos compitiendo con nadie; si no llegamos a tocar el suelo nos quedaremos hasta donde lleguemos, y poco a poco ya iremos progresando.

Ejercicio 5. Si hemos hecho el ejercicio 3 o del 4, pondremos después los brazos a ambos lados del cuerpo, con las palmas de las manos mirando hacia el suelo, levantaremos el pecho y dirigiremos la cabeza hacia atrás, intentando tocar el suelo con la frente. Deberemos respirar profundamente, y mantener las piernas lo más relajadas posible. Permanecer todo el tiempo que nos resulte cómodo, y después deshacer la postura poco a poco.

Ejercicio 6. Rotación de la cabeza hacia la derecha primero y después hacia la izquierda. Sentados sobre las rodillas y con la espalda bien recta, empezaremos a girar la cabeza hacia la derecha, tratando de describir con la coronilla una circunferencia lo más grande posible. Debemos sentir a cada momento qué músculos son los que se van estirando. Después de unas cuantas vueltas cambiaremos la dirección.

Hacer este ejercicio lentamente. En el caso de que nos duelan los pies en esta posición, resulta muy cómodo poner una almohada entre éstos y el suelo.

Debemos recordar que entre ejercicio y ejercicio nos relajaremos durante un minuto por lo menos, tumbados boca arriba, y concentrándonos en los beneficios que hemos obtenido de lada postura.

Ejercicios de respiración
De hecho podemos decir que hay muy pocas personas que sepan respirar correctamente. Para aprender a respirar con el abdomen nos sentaremos con las piernas cruzadas y la espalda bien recta.

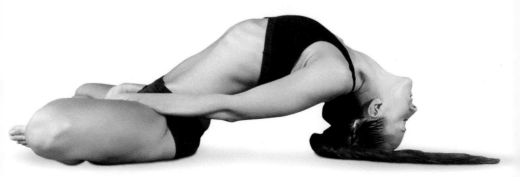

En el caso de que esta postura nos resulte demasiado incómoda, podemos continuar sentados sobre las rodillas como en el ejercicio anterior.

Respiración alterna

Empezaremos cerrando la fosa nasal derecha con el dedo pulgar derecho e inhalando por la fosa izquierda. A continuación cerrar inmediatamente esa fosa izquierda con los dedos anular y meñique de la mano derecha.

Quitar el pulgar de la fosa derecha y exhalar a través de ella. Esto es ½ vuelta. Ahora sin pausa inhalar por la fosa derecha, cerrarla con el pulgar y exhalar a través de izquierda igual que antes. Esto constituye una vuelta completa.

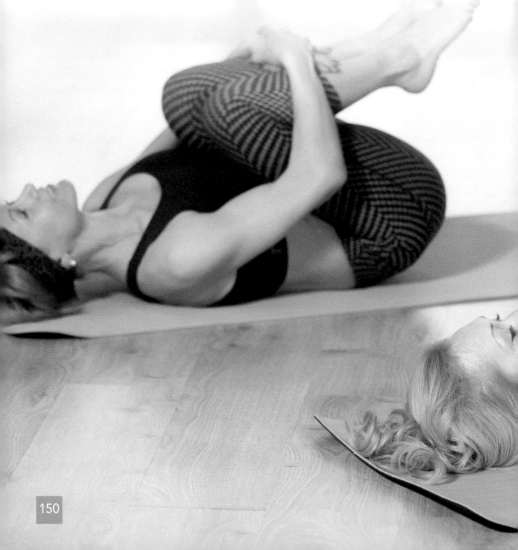

La proporción entre la inspiración y la espiración ha de ser de 1:2. Es decir, que si inspiramos 4 segundos debemos espirar 8; si inspiramos 6, espiramos 12, etc.

No deberemos producir ningún ruido durante la inhalación. Llenaremos primero la parte baja de los pulmones, después la media y finalmente lo poco que queda con la alta.

Al espirar trataremos de expeler tanto aire viciado de los pulmones como sea posible. Progresivamente nos veremos capacitados para aumentar el tiempo de inspiración

y de espiración, pero no tratar de elevar la proporción hasta que no se sea capaz de dominar la inferior fácilmente. De esta forma nos iremos entrenando y aprendiendo a respirar correctamente.

El fuelle

Al cabo de unos días ya podremos empezar con un ejercicio que nos limpiará perfectamente los pulmones y nos hará desaparecer la congestión bronquial, y que es óptimo practicarlo también temprano por la mañana. Es el ejercicio del fuelle. Los que respiran incorrectamente

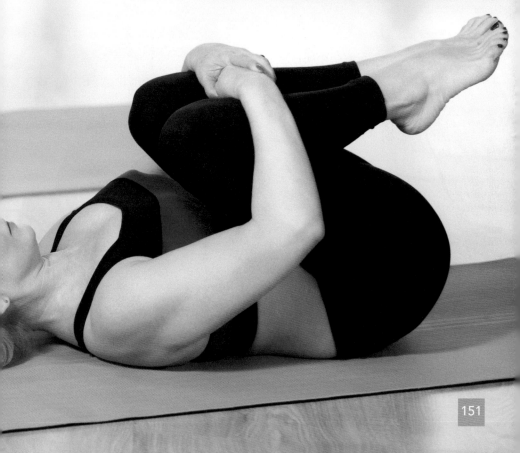

contraen los músculos abdominales y elevan los hombros mientras inhalan lo que es completamente opuesto a la respiración correcta. Por lo tanto, hasta que el diafragma no se mueva de forma natural, no debe practicarse este ejercicio.

Se trata de realizar una serie de espiraciones rápidas y forzadas, contrayendo los músculos con un impulso hacia atrás seguido de una instantánea relajación de los músculos abdominales, lo que permite descender al diafragma a la cavidad abdominal, tirando de los pulmones y haciendo que éstos se llenen de aire.

Este movimiento se repite en rápida sucesión mediante una vigorosa contracción de los músculos abdominales, seguido de una relajación de los mismos.

Empezar realizando tres vueltas de 15 a 20 respiraciones cada una.

Aumentar progresivamente el número de respiraciones por vuelta.

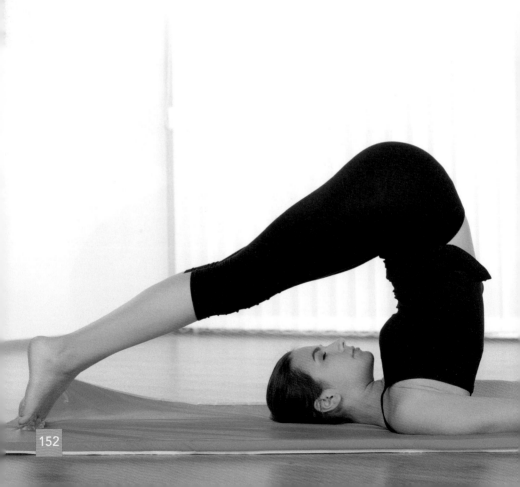

Yoga para el drenaje bronquial

No es tan fácil clasificar y proponer posturas de yoga específicas para cierta dolencia o enfermedad, pues aunque todas actúan preferentemente sobre una parte del cuerpo, benefician a la totalidad del organismo, alargando y flexibilizando músculos, incrementando la circulación sanguínea y energética, etc. Vamos a ver aquí dos posturas buenas para el drenaje bronquial, y sus beneficios repercuten también en otras partes y niveles de nuestro cuerpo.

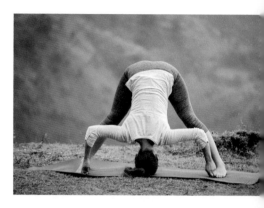

Tras unos estiramientos suaves, y antes de hacer estos ejercicios, nos concentraremos primero en la posición de partida, es decir, la posición de pie.

• **Tadasana.** En sánscrito, *Tada* significa montaña. *Tadasana* implica una postura en que uno está firme y recto como una montaña (ver página 44).

• **Padahasthasana**, la postura de las manos en los pies. Partiendo de *Tadasana*, elevamos los brazos por encima de la cabeza e inhalamos profundamente. Mientras espiramos vamos flexionando el tronco hacia delante, lentamente y con concentración, hasta que la barriga toque los muslos, la cabeza las rodillas y las manos sujeten los dedos gordos de los pies. Los brazos permanecerán pegados a las orejas todo el rato, desde el principio hasta que llegamos a los pies.

Al cabo de cierto tiempo seremos capaces de hundir la cara entre las rodillas y mantener las palmas firmes en el suelo. Permanecer en esta postura unos cinco segundos al principio, y lentamente volver a la posición erguida. Repetirlo unas cuatro veces.

Como en esta postura respiramos de forma profunda, esta asana limpia excelentemente los pulmones. La espina dorsal se alarga y flexibiliza. El tejido adiposo del abdomen desaparece, por lo que resulta muy indicada para aquellas personas que deseen reducir un exceso de grasa.

Existe también una variante de *Padahasthasana* que consiste en realizarla con las piernas abiertas. Separamos las piernas ligeramente y con las manos en la espalda nos inclinamos primero hacia el lado derecho, permaneciendo en él durante unos segundos, y después hacia el otro lado. Las manos también pueden unirse por las palmas,

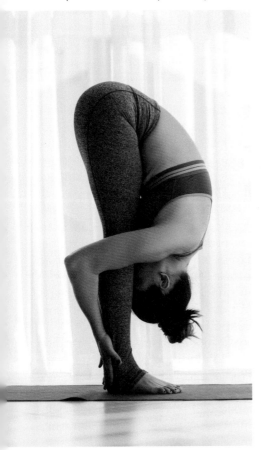

o pueden estirarse hacia delante como si intentáramos pasarlas por delante de la cabeza.

Prasarita padottanasana

Prasarita significa en sánscrito "expandido, desplegado. extendido". Y *Pada* significa "pie". En esta postura las piernas extendidas son estiradas intensamente.

Partimos de *Tadasana*, la postura de pie. A continuación separamos las piernas entre 1,30 y 1,50 metros, dependiendo del largo de las piernas de cada uno.

Con las manos en la cintura inspiramos lenta y profundamente. Al espirar ponemos las palmas de las manos en el suelo. abiertas con la misma separación que los hombros y en la línea de los pies.

Después inspiramos, todavía con la cabeza mirando al frente, y acentuamos la curva de la columna vertebral al nivel de los riñones, como si quisiéramos hundirlos más. Con esto conseguimos aliviar algunos tipos de dolor de espalda, pues poco a poco vamos devolviendo a las vértebras su posición correcta.

A continuación espiramos y doblamos los brazos por los codos para apoyar la parte alta de la cabeza sobre el suelo, pero manteniendo el peso del cuerpo en las piernas, no en la cabeza. Ahora los dos pies. las palmas de las manos y la cabeza están en una misma línea.

Permanecemos en esta postura durante medio minuto más o menos, respirando lenta pero muy profundamente, poniendo especial énfasis en la última parte de cada espiración, contrayendo fuertemente los músculos abdominales para expulsar completamente hasta la última gota de aire. De esta forma, aparte de masajear todas las vísceras del abdomen y el corazón con el diafragma, limpiamos los pulmones de manera fabulosa.

Inspiramos, elevamos la cabeza del suelo y estiramos los brazos como al principio del ejercicio, y espirando subimos hacia arriba. todavía con las manos en la cintura. Al final volvemos a *Tadasana*.

En este ejercicio la respiración puede hacerse de forma normal, a través de la nariz, o bien cerrando parcialmente la glotis durante la inspiración, produciendo un sonido particular que nos ayudará a concentrarnos y a hacer la respiración más profunda. Ese sonido debe ser suave, de grado uniforme de elevación y continuo.

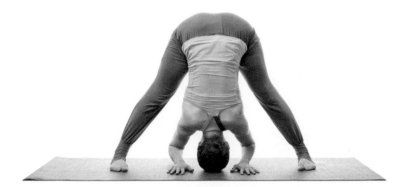

Beneficios

En esta postura los tendones de las corvas y los músculos abductores de las piernas se desarrollan enormemente. La circulación sanguínea fluye hacia el tronco y la cabeza, por lo que las personas que no puedan practicar Sirshasana, la postura sobre la cabeza, se beneficiarán de esta postura. El hígado y el estómago se ven enormemente estimulados en sus funciones. Y el nervio ciático se estira durante la extensión de los músculos. Este estiramiento previene contra posibles dolores futuros, pero está contraindicado si al realizar la asana surgen o aumentan los dolores por su práctica.

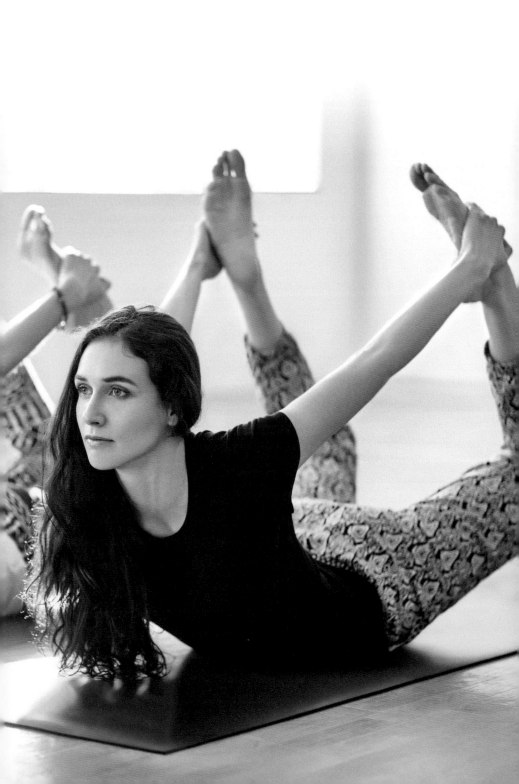

Bibliografía

Anderson, Bob. *Cómo rejuvenecer el cuerpo estirándose.* Ed. Integral.

Calle, Ramiro. *La sabiduría de los grandes yoguis.* Ed. Cunillera.

Calle, Ramiro. *Los 7 yogas.* Ed. RBA.

Desikachar, T.K.V. *Yoga Sutras de Patanjali.* Ed. Edaf.

Kaminoff, Leslie. *Anatomía del Yoga.* Ed. Tutor.

Iyengar, B.K.S. *La luz del yoga.* Ed. Kairós.

Iyengar, B.K.S. *Luz sobre el pranayama.* Ed. Kairós.

MacGregor, Kino. *La fuerza del Ashtanga Yoga.* Ed. Sirio.

Menen, *Rajendar. Mudras terapéuticos.* Ed. Obelisco.

Rappaport, Julie. *365 Yoga daily meditations.* Ed. Tarcher Penguin.

Satya Singh. *Manual de Kundalini Yoga.* Ed. Robin Book.

Sivananda Yoga Centre. *Sivananda Yoga. Guía para principiantes.* Ed. Gaia.

Sivananda, Swami. *El pensamiento y su poder.* Ed. Librería Argentina.

Van Lysebeth, André. *Aprendo yoga.* Ed. Urano.

Vishnu Devananda, Swami. *El Libro de Yoga.* Alianza Editorial.

Vishnu Devananda, Swami. *Meditación y mantras.* Alianza Editorial.

Yogananda, Paramahansa. *Autobiografía de un yogui.* Ed. S.R. Fellowship.

Zimmer, Heinrich. *Filosofías de la India.* Ed. Universitaria de Buenos Aires.

Agradecemos los comentarios de Ramon Roselló (médico acupuntor y profesor de yoga), así como las facilidades para adaptar los textos de «Yoga para conductores», «Yoga para el drenaje bronquial» y la idea inicial de «Aeroyoga» (gravitoterapia).

Gracias a Anna Fàbrega por sus fotografías.

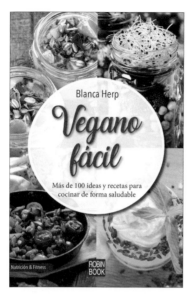

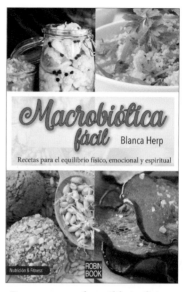

Más de 100 ideas y recetas a todo color para cocinar de forma saludable.

Recetas para el equilibrio físico, emocional y espiritual

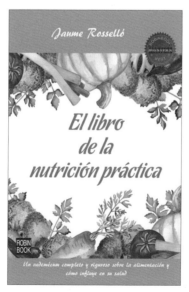

Un vademécum a todo color sobre la alimentación y cómo influye en su salud.

En la colección Básicos de la salud:

Zumos verdes - *Mirelle Louet*

La combinación de los alimentos - *Tim Spong y Vicki Peterson*

Alimentos anticáncer - *Blanca Herp*

Superfoods - *Blanca Herp*

La curación por el limón - *Horatio Derricks*

El poder curativo del ajo - *Dr. Stephen Fulder*

Detox - *Blanca Herp*

La cura de uvas - *Blanca Herp*

El libro del vinagre de manzana - *Margot Hellmiß*

Zumos para una vida sana - *Caroline Wheater*

Infusiones para vivir mejor - *Blanca Herp*

Smoothies - *Mireille Louet*

Cocina Sana - *Emma Miller*

Smoothies para niños - *Mireille Louet*